国家呼吸系统疾病临床医学研究中心
呼吸疾病国家重点实验室 组织编写
国家呼吸医学中心

U0237288

呼吸系统疾病
标准数据集 II

主审：钟南山

主编：郑劲平　简文华

人民卫生出版社
·北京·

图书在版编目（CIP）数据

呼吸系统疾病标准数据集 . Ⅱ / 国家呼吸系统疾病
临床医学研究中心, 呼吸疾病国家重点实验室, 国家呼吸
医学中心组织编写; 郑劲平, 简文华主编 . —北京：
人民卫生出版社, 2021.8
ISBN 978-7-117-31819-8

Ⅰ. ①呼… Ⅱ. ①国… ②呼… ③国… ④郑… ⑤简
… Ⅲ. ①呼吸系统疾病 – 诊疗 – 标准 – 数据集 – 中国
Ⅳ. ①R56-65

中国版本图书馆 CIP 数据核字（2021）第 144309 号

人卫智网　**www.ipmph.com**　医学教育、学术、考试、健康，购书智慧智能综合服务平台
人卫官网　**www.pmph.com**　人卫官方资讯发布平台

呼吸系统疾病标准数据集 Ⅱ
Huxi Xitong Jibing Biaozhun Shujuji Ⅱ

组织编写：国家呼吸系统疾病临床医学研究中心
　　　　　呼吸疾病国家重点实验室
　　　　　国家呼吸医学中心
主　　编：郑劲平　简文华
出版发行：人民卫生出版社（中继线 010-59780011）
地　　址：北京市朝阳区潘家园南里 19 号
邮　　编：100021
E - mail：pmph @ pmph.com
购书热线：010-59787592　010-59787584　010-65264830

印　　刷：北京新华印刷有限公司
经　　销：新华书店
开　　本：787 × 1092　1/16　印张：14
字　　数：369 千字
版　　次：2021 年 8 月第 1 版
印　　次：2021 年 9 月第 1 次印刷
标准书号：ISBN 978-7-117-31819-8
定　　价：50.00 元

编　者
（按姓氏笔画排序）

马兴华　中山大学数学学院华南统计科学研究中心

王　涛　广州医科大学附属第一医院　广州呼吸健康研究院

占扬清　广州医科大学附属第一医院　广州呼吸健康研究院

叶　枫　广州医科大学附属第一医院　广州呼吸健康研究院

刘　杰　广州医科大学附属第一医院　广州呼吸健康研究院

刘春丽　广州医科大学附属第一医院　广州呼吸健康研究院

关伟杰　广州医科大学附属第一医院　广州呼吸健康研究院

江　倩　广州医科大学附属第一医院　广州呼吸健康研究院

李　菁　广州天鹏计算机科技有限公司

李征途　广州医科大学附属第一医院　广州呼吸健康研究院

张　哲　广州医科大学附属第一医院　广州呼吸健康研究院

张子旖　广州医科大学附属第一医院　广州呼吸健康研究院

张清玲　广州医科大学附属第一医院　广州呼吸健康研究院

张筱娴　广州医科大学附属第一医院　广州呼吸健康研究院

卓　超　广州医科大学附属第一医院　广州呼吸健康研究院

罗　群　广州医科大学附属第一医院　广州呼吸健康研究院

郑劲平　广州医科大学附属第一医院　广州呼吸健康研究院

顾为丽　广州医科大学附属第一医院　广州呼吸健康研究院

徐金富　同济大学附属上海市肺科医院

郭文亮　广州医科大学附属第一医院　广州呼吸健康研究院

郭炳鹏　广州医科大学附属第一医院　广州呼吸健康研究院

程璘令　广州医科大学附属第一医院　广州呼吸健康研究院

简文华　广州医科大学附属第一医院　广州呼吸健康研究院

鲜　墨　广州医科大学附属第一医院　广州呼吸健康研究院

廖永康　广州医科大学附属第一医院　广州呼吸健康研究院

瞿介明　上海交通大学医学院附属瑞金医院

序

呼吸系统疾病的发病危险因素、流行病学现状、诊断及鉴别诊断、治疗干预，以及疾病预防等基础研究与临床研究都离不开宝贵的卫生健康与医疗数据资源，这些数据是临床医学与实验医学相互转化研究的重要基石，是当今生命科学原创性研究、生物医药产业自主创新体系中至关重要的环节与保证。我国人口众多，民族及地理形态多样，呼吸系统疾病患者人数众多，具有独特的卫生健康与医疗资源优势。我国呼吸系统疾病发病总数居世界之首，拥有非常丰富的生物样本资源。

近年来我国的呼吸系统疾病研究发展迅速，但在呼吸系统疾病的医疗资源共享研究等方面仍存在诸多的问题亟待解决和提高，如呼吸系统疾病数据元及数据标准体系的欠缺，医学信息孤岛现象严重，信息收集的系统化、标准化及完整化方面未达成共识，医学信息资源共享的先进理念仍有待推广。这些问题如不能尽快解决，将会严重影响我国呼吸系统疾病生命科学研究水平、阻碍呼吸系统疾病的诊治和发病机制研究及创新性新药的研发等。

标准化的呼吸系统疾病数据元是医学信息整合研究的重要资源，是系统推进呼吸医学标准化工作流程的重要手段，也是我国顺应当前医学发展的内在要求，可促进医学发展、提高精准医学研究水平、推进临床诊疗技术开发进程。因此，构建呼吸系统疾病数据元的标准化体系具有极其重要的现实意义。广州医科大学附属第一医院国家呼吸系统疾病临床医学研究中心、国家呼吸医学中心整合了我国众多呼吸系统疾病研究机构，在前期已出版的《慢性阻塞性肺疾病标准数据集》的基础上，进一步拓展到支气管哮喘、支气管扩张、肺血管疾病、间质性肺疾病、呼吸罕见病和肺部感染性疾病等其他呼吸系统疾病，整理编撰了《呼吸系统疾病标准数据集Ⅱ》。

在国内外相关卫生信息及信息安全标准的指引下，本书的发布将进一步完善呼吸系统相关疾病的标准数据集，有利于今后各卫生行政管理及临床科研单位对临床数据资源的整合与利用，实现资源共享，这对促进我国呼吸系统疾病生物资源的规范化诊治、研究、管理和数据的有效利用起到积极作用。

钟南山
中国工程院院士
国家呼吸系统疾病临床医学研究中心主任
2021 年 3 月

前　言

呼吸系统疾病常见、多发、危害重大。呼吸系统疾病可分为感染性疾病、肿瘤性疾病、慢性气道疾病和肺疾病等，细分可达数百种。临床上常见的肺炎、肺癌、肺结核、慢性阻塞性肺疾病（简称慢阻肺）、肺源性心脏病等呼吸系统疾病的总死亡率占所有疾病全因死亡率的首位。其患病人数众多，社会经济负担重，是严重危害人们身体健康的重要疾病。近年频发的突发性呼吸系统传染性疾病，如新型冠状病毒、严重急性呼吸综合征（SARS）冠状病毒、中东呼吸综合征冠状病毒、流行性感冒病毒、禽流感病毒等所致呼吸系统感染，深刻影响着国计民生和社会安定。随着吸烟等远期危害效应的持续影响、空气污染加重、人口老龄化、生活环境的变迁等，未来慢阻肺患病率和检出率可能更高。因此，我国呼吸系统疾病的防治工作任重道远。

在《"十三五"卫生与健康规划》（国发〔2016〕77号）、《"健康中国2030"规划纲要》（中共中央、国务院2016年印发）、《中国防治慢性病中长期规划（2017—2025年）》（国办发〔2017〕12号），以及《国务院关于实施健康中国行动的意见》（国发〔2019〕13号）等国家政策和顶层设计中均将慢性呼吸系统疾病的防控列入重点"攻坚"对象。

由于过去临床侧重于对疾病的诊治防控，但对健康管理的认识尚有欠缺，临床大数据及生物资源信息等的整合和有效分析是医疗卫生专业整体发展的重要短板。特别是不同区域及不同医疗机构间数据标准不一，缺乏数据的互联互通，信息孤岛现象严重。同时，临床诊疗数据整合、转化的大数据平台欠缺，临床资源没有得到有效的规范化管理，无法进行深层次的挖掘分析，导致对疾病临床表型等认识和评估的差异，进一步影响研究成果的产出和临床转化。标准化、规范化的呼吸系统疾病数据集是临床信息采集和建立呼吸系统疾病大数据的基础，也是各临床研究及国际多中心有效交流、合作的基础。我国目前已有关于医疗卫生信息数据编码规则和指引，但缺少较为详尽的临床各专科疾病相关数据集，这不利于构建专科的信息化大数据管理平台。

有鉴于此，由广州医科大学附属第一医院国家呼吸系统疾病临床医学研究中心、国家呼吸医学中心、呼吸疾病国家重点实验室牵头，参照临床数据交换标准协会（Clinical Data Interchange Standards Consortium，CDISC）标准、《中国公共卫生信息分类与基本数据集》、《卫生信息数据元值域代码》、《电子病历基本数据集》、《卫生信息数据元目录》、《电子病历共享文档规范》等国内外信息标准，结合相关临床诊治指南、专家共识及呼吸系统疾病的术语规范，并整合了覆盖全国的54家临床医学研究中心、分中心及中心各网络单位的意见和建议，于2019年编写出版了我国首部呼吸系统疾病的标准数据集——《慢性阻塞性肺疾病标准数据集》。

以此为模板，我们进一步拓展其他呼吸系统疾病的数据集。本数据集包括支气管哮喘、支气管扩张、肺血管疾病、间质性肺疾病、呼吸罕见病及肺部感染性疾病共六类呼吸系统疾病，共收录 939 个数据元。数据元的编排序号在《慢性阻塞性肺疾病标准数据集》（977 个数据元）的基础上进行了延续，序号从 978 开始。

依据数据对临床诊治记录及研究的重要性、必要性及临床使用可行性，数据元分为三个不同等级。

1. **核心数据元** 是建立呼吸系统疾病大数据所必须包含的内容，涉及人口学信息、主要症状及临床体征、健康危险因素、临床医学诊断、严重程度评估、急性加重评估、主要治疗措施及疗效随访、临床诊治指南或专家共识推荐的其他主要信息，以及相应治疗、管理措施和病情变化趋势等。

2. **补充数据元** 重要性仅次于核心数据元，是对核心数据的重要补充，包括重要的共患病、辅助诊断的检查检验、评估或质控需要增加的数据或各种量表（如生活质量评分等），以及其他的辅助治疗措施。

3. **探索数据元** 或称拓展研究数据元，其内容范围更为广泛，可根据研究者的研究目的，自行选择是否纳入，如各种生物学样本资源（痰液、唾液、尿液、血清、血浆、血细胞、肺组织等）、基因组学、代谢组学、蛋白质组学、卫生经济学、各项生理－心理－社会评估及研究者根据各种研究需要自定义的数据元等，以便进一步开展呼吸系统疾病的分型、分子标志物筛选、疾病早期诊断、药物基因组学、个体化治疗等方面的临床研究，筛选呼吸系统疾病的相关易感基因、生物标志物及特征性的影像学改变，创新呼吸系统疾病的临床诊疗技术，为针对性的呼吸系统疾病拓展性研究提供基础保障，建立符合我国国情的规范化诊疗模式。

由于编者水平有限，并且呼吸系统疾病的诊治技术、方法及数据元的标准化建设和发展也在不断推陈出新，书中难免存在一些不足甚至错误之处。敬请各位同道及读者不吝赐教，以便在今后的修订中加以完善。

郑劲平　　　简文华
国家呼吸医学中心　呼吸疾病国家重点实验室
国家呼吸系统疾病临床医学研究中心
广州医科大学附属第一医院
广州呼吸健康研究院
2021 年 5 月于广州

目　录

一、数据集说明

1. 编撰说明　本数据集参考国内外信息标准、权威指南、术语规范，以及高影响因子或高引用率文献，由国家呼吸系统疾病临床医学研究中心（广州医科大学附属第一医院、国家呼吸医学中心）征集各分中心及网络单位的专家学者意见和建议制定。该套标准数据集延续已建立并出版的《慢性阻塞性肺疾病标准数据集》的标准及格式，包含 6 大类共 10 个呼吸系统疾病专科病种。

数据集是可以标识的数据集合，数据元是通过定义、值域及允许值等一系列属性描述的数据单元，在特定的语意环境中被认为是不可再分的最小数据单元。此数据集中的数据元由一级类别、二级类别、中文名称、英文名称、定义、变量类型、值域、单位、数据等级、来源、版本号等构成。

名称：是用于标识数据元的主要手段，是由一个或多个词构成的命名。

定义：表达一个数据元的本质特性并使其区别于所有其他数据元的陈述。

变量类型：适合数据库存储的变量类型。

值域：参考指南和文献，囊括数据最大可能范围的值域。

数据等级：参考指南、文献和临床科研需求，将数据元分为核心、补充和探索三类。

来源：主要有国内外信息标准、权威指南、术语规范及相关文献。

版本号：由"启用状态 + 日期 + 更新人员姓名缩写"构成，格式为"A+20190214+JWH"。其中 A 为启用 /B 为失效 /C 为预备版本，姓名缩写是由姓名全拼首字母的大写构成（同临床研究病例报告填写规则）。

2. 数据集更新机制　国家呼吸系统疾病临床医学研究中心（广州医科大学附属第一医院、国家呼吸医学中心）联合分中心及网络单位，定期根据指南标准、最新文献和专家意见，结合临床和科研设计需求，启用新数据元或弃用失效数据元，或对现有数据元的属性进行更新。更新包括版本号（包含更新时间、更新人员信息）、修订内容及修订原因。呼吸系统疾病专科数据集及其更新版本发布于呼吸系统疾病临床信息规范化大数据平台与呼吸系统疾病生物资源库共享平台。

3. 数据集使用授权　使用该套呼吸系统疾病专科数据集，须经过国家呼吸系统疾病临床医学研究中心（广州医科大学附属第一医院、国家呼吸医学中心）学术委员会同意及授权。

二、支气管哮喘

包括健康史、疾病症状、健康危险因素、家庭情况、体格检查、体内试验、体外实验、医学诊断、评估量表、治疗相关的数据元。

序号	一级类别名称	一级类别名称序号	二级类别名称	二级类别名称序号	数据元序号	中文名称	英文名称	定义	变量类型	值域	单位	数据等级	来源	版本号
978	健康史	1	出生史	1.1	978	出生时母亲年龄	age of mother at birth	受试者出生时母亲年龄	数值	/	岁	探索	中华人民共和国国家卫生和计划生育委员会.妇女保健基本数据集 第4部分:孕产期保健服务与高危管理(WS 377.4—2013).	A20190215XM
979	健康史	1	出生史	1.1	979	妊娠时母亲服用酒精类饮品	mother drinking during pregnancy	受试者母亲妊娠期间是否饮用酒精类饮品	字符	是/否	/	探索	中华人民共和国国家卫生和计划生育委员会.妇女保健基本数据集 第4部分:孕产期保健服务与高危管理(WS 377.4—2013).	A20190215XM
980	健康史	1	出生史	1.1	980	妊娠时母亲吸烟	mother smoking during pregnancy	受试者母亲妊娠期间是否吸烟	字符	是/否	/	探索	中华人民共和国国家卫生和计划生育委员会.妇女保健基本数据集 第4部分:孕产期保健服务与高危管理(WS 377.4—2013).	A20190215XM
981	健康史	1	出生史	1.1	981	婴儿期喂养方式	feeding patterns of infants	婴儿期喂养方式类别	字符	全母乳喂养/全奶粉喂养/母乳奶粉混合喂养	/	探索	中华人民共和国国家卫生和计划生育委员会.妇女保健基本数据集 第4部分:孕产期保健服务与高危管理(WS 377.4—2013).	A20190215XM

序号	一级类别名称	一级类别名称序号	二级类别名称	二级类别名称序号	数据元序号	中文名称	英文名称	定义	变量类型	值域	单位	数据等级	来源	版本号
982	健康史	1	用药史	1.2	982	两岁前使用抗生素	using antibiotic before age two	受试者两岁前是否使用抗生素	字符	是/否	/	补充	葛均波,徐永健,王辰.内科学.9版.北京:人民卫生出版社,2018.	A20190215XM
983	健康史	1	儿时居住史	1.3	983	婴幼儿期居住地类型	place of residence during infant period	婴幼儿期居住地所属类型	字符	DE02.01.002.00常住地类型代码表	/	补充	中华人民共和国卫生部.《卫生信息数据元目录》等35项强制性卫生行业标准(国卫通〔2011〕13号).第3部分:人口学及社会经济学特征(WS 363.3—2011).	A20190215XM
984	健康史	1	儿时居住史	1.3	984	婴幼儿期变应原接触史	allergen contact history during infant period	受试者婴幼儿期接触变应原的种类	字符	猫/狗/马/禽类/豚鼠/其他	/	补充	Global Initiative for Asthma. Global Strategy for Asthma Management and Prevention, 2019. https://ginasthma.org.	A20190215XM
985	疾病症状	2	呼吸道症状	2.1	985	胸闷规律	law of chest tightness	受试者胸闷有无昼夜规律,或受天气影响或接触变应原后发作	字符	早上显著/晚上显著/随天气变化/接触变应原后/无规律/其他	/	补充	中华医学会呼吸病学分会哮喘学组.支气管哮喘防治指南(2016年版).中华结核和呼吸杂志,2016,39(9):675-697.	A20190215XM
986	疾病症状	2	呼吸道症状	2.1	986	喘息规律	law of wheezing	受试者喘息有无昼夜规律,或受天气影响或接触变应原后发作	字符	早上显著/晚上显著/随天气变化/接触变应原后/无规律/其他	/	补充	中华医学会呼吸病学分会哮喘学组.支气管哮喘防治指南(2016年版).中华结核和呼吸杂志,2016,39(9):675-697.	A20190215XM
987	疾病症状	2	呼吸道症状	2.1	987	喷嚏规律	law of sneezing	受试者打喷嚏有无昼夜规律,或受天气影响或接触变应原后发作	字符	早上显著/晚上显著/随天气变化/接触变应原后/无规律/其他	/	补充	孙虹,张罗.耳鼻咽喉头颈外科学.9版.北京:人民卫生出版社,2018.	A20190215XM

序号	一级类别名称	一级类别名称序号	二级类别名称	二级类别名称序号	数据元序号	中文名称	英文名称	定义	变量类型	值域	单位	数据等级	来源	版本号
988	疾病症状	2	呼吸道症状	2.1	988	鼻塞规律	law of rhinobyon	受试者鼻塞有无昼夜规律，或受天气影响或接触变应原后发作	字符	早上显著/晚上显著/随天气变化/接触变应原后/无规律/其他	/	补充	孙虹，张罗．耳鼻咽喉头颈外科学．9版．北京：人民卫生出版社，2018.	A20190215XM
989	疾病症状	2	呼吸道症状	2.1	989	流涕性质	texture of rhinorrhoea	受试者鼻黏膜腺体的分泌及血管渗出的性质	字符	清水样/白黏/黄脓样/其他	/	补充	孙虹，张罗．耳鼻咽喉头颈外科学．9版．北京：人民卫生出版社，2018.	A20190215XM
990	疾病症状	2	呼吸道症状	2.1	990	流涕规律	law of rhinorrhoea	受试者流涕有无昼夜规律，或受天气影响或接触变应原后发作	字符	早上显著/晚上显著/随天气变化/接触变应原后/无规律/其他	/	补充	孙虹，张罗．耳鼻咽喉头颈外科学．9版．北京：人民卫生出版社，2018.	A20190215XM
991	疾病症状	2	呼吸道症状	2.1	991	经常鼻痒	frequent rhinocnesmus	鼻腔受到机械性、物理性、细菌性等综合因素刺激后诱发局部化学物质释放，刺激鼻黏膜浅层感觉神经末梢而诱发的一种不愉快的主观感受	字符	是/否	/	补充	孙虹，张罗．耳鼻咽喉头颈外科学．9版．北京：人民卫生出版社，2018.	A20190215XM
992	疾病症状	2	呼吸道症状	2.1	992	经常鼻痒时长	duration of frequent rhinocnesmus	受试者从开始出现鼻痒到本次就诊的时长	数值	0~100	年	补充	孙虹，张罗．耳鼻咽喉头颈外科学．9版．北京：人民卫生出版社，2018.	A20190215XM

序号	一级类别名称	一级类别名称序号	二级类别名称	二级类别名称序号	数据元序号	中文名称	英文名称	定义	变量类型	值域	单位	数据等级	来源	版本号
993	疾病症状	2	呼吸道症状	2.1	993	鼻痒规律	law of rhinocnesmus	受试者鼻痒有无昼夜规律,或受天气影响或接触变应原后发作	字符	早上显著/晚上显著/随天气变化/接触变应原后/无规律/其他	/	补充	孙虹,张罗.耳鼻咽喉头颈外科学.9版.北京:人民卫生出版社,2018.	A20190215XM
994	疾病症状	2	呼吸道之外的症状	2.2	994	经常眼痒	frequent eye itching	眼科症状,眼睛受刺激需要抓挠的一种感觉。受试者是否经常出现眼痒	字符	是/否	/	补充	孙虹,张罗.耳鼻咽喉头颈外科学.9版.北京:人民卫生出版社,2018.	A20190215XM
995	疾病症状	2	呼吸道之外的症状	2.2	995	眼痒规律	law of eye itching	受试者眼痒有无昼夜规律,或受天气影响或接触变应原后发作	字符	早上显著/晚上显著/随天气变化/接触变应原后/无规律/其他	/	补充	孙虹,张罗.耳鼻咽喉头颈外科学.9版.北京:人民卫生出版社,2018.	A20190215XM
996	疾病症状	2	呼吸道之外的症状	2.2	996	经常流泪	frequent lacrimation	眼科症状,泪道疏导系统正常,泪腺分泌功能过盛而致的泪液外流。泪液分泌量增加,除了由于情绪激动和烟、风、灰尘、冷、热及其他外物的刺激所引起外,各种眼病也可产生。受试者是否经常流泪	字符	是/否		补充	杨培增,范先群.眼科学.9版.北京:人民卫生出版社,2018.	A20190215XM

序号	一级类别名称	一级类别名称序号	二级类别名称	二级类别名称序号	数据元序号	中文名称	英文名称	定义	变量类型	值域	单位	数据等级	来源	版本号
997	疾病症状	2	呼吸道之外的症状	2.2	997	流泪规律	law of lacrimation	受试者流泪有无昼夜规律，或受天气影响或接触变应原后发作	字符	早上显著／晚上显著／随天气变化／接触变应原后／无规律／其他	/	补充	杨培增,范先群.眼科学.9版.北京:人民卫生出版社,2018.	A20190215XM
998	疾病症状	2	呼吸道之外的症状	2.2	998	皮肤湿疹	frequent eczema	由多种内、外因素引起的真皮浅层及表皮炎症。受试者是否出现此种皮肤病	字符	是／否	/	补充	张学军,郑捷.皮肤性病学.9版.北京:人民卫生出版社,2013.	A20190215XM
999	健康危险因素	3	长居住地环境	3.1	999	每日接触油烟时长	length of exposure to lampblack	受试者烹饪时接触油烟的时长或程度	字符	大部分时间／有时／甚少／从来不会	/	探索	钟南山,刘又宁.呼吸病学.2版.北京:人民卫生出版社,2012.	A20190214XM
1000	家庭情况	4	家族史	4.1	1000	家族过敏史	family history of allergic disease	受试者是否有家族过敏史	字符	是／否	/	补充	中华人民共和国国家卫生和计划生育委员会.《电子病历共享文档规范 第1部分:病历概要》等57项卫生行业标准(国卫通〔2016〕12号).第1部分:病历概要(WS/T 500.1—2016).	A20190214XM
1001	家庭情况	4	家族史	4.1	1001	家族变应性疾病患者与本人关系	relationship to family member suffering from allergic disease of family history	患家族变应性遗传疾病成员与受试者间家庭和社会关系	字符	GB/T 4761—2008 家庭关系代码	/	补充	中华人民共和国卫生部.《卫生信息数据元目录》等35项强制性卫生行业标准(卫通〔2011〕13号).第4部分:健康史(WS 363.4—2011).	A20190215XM

序号	一级类别名称	一级类别名称序号	二级类别名称	二级类别名称序号	数据元序号	中文名称	英文名称	定义	变量类型	值域	单位	数据等级	来源	版本号
1002	家庭情况	4	家族史	4.1	1002	家族变应性疾病名称	name of family history of allergic disease	受试者家族变应性疾病名称	字符	变应性鼻炎/变应性哮喘/变应性皮炎/变应性湿疹/变应性荨麻疹/变应性眼结膜炎/食物过敏/其他	/	补充	中华人民共和国国家卫生和计划生育委员会.《电子病历共享文档规范 第1部分:病历概要》等57项卫生行业标准(国卫通〔2016〕12号).第1部分:病历概要(WS/T 500.1—2016).	A20190216XM
1003	体格检查	5	胸部听诊	5.1	1003	哮鸣音时相	wheezing rales	受试者哮鸣音的时相	字符	未闻及/干啰音/湿啰音/velcro啰音/未提及	/	补充	中华医学会呼吸病学分会哮喘学组.支气管哮喘防治指南(2016年版).中华结核和呼吸杂志,2016,39(9):675-697.	A20190218XM
1004	体格检查	5	胸部听诊	5.1	1004	哮鸣音部位	location of wheezing rales	受试者出现啰音的部位	字符	/	/	补充	中华医学会呼吸病学分会哮喘学组.支气管哮喘防治指南(2016年版).中华结核和呼吸杂志,2016,39(9):675-697.	A20190218XM
1005	体格检查	5	其他体格检查	5.2	1005	鼻甲肿大	swelling of turbinate	由于鼻黏膜长期受到炎症刺激而引起的鼻甲黏膜水肿肥厚,导致鼻腔阻塞。受试者是否出现鼻甲肿大	字符	是/否/未提及	/	探索	孙虹,张罗.耳鼻咽喉头颈外科学.9版.北京:人民卫生出版社,2018.	A20190218XM
1006	体格检查	5	其他体格检查	5.2	1006	鼻甲苍白	pale nasal turbinate	由于毛细血管不通畅导致鼻甲苍白。受试者是否出现鼻甲苍白	字符	是/否/未提及	/	探索	孙虹,张罗.耳鼻咽喉头颈外科学.9版.北京:人民卫生出版社,2018.	A20190218XM

序号	一级类别名称	一级类别名称序号	二级类别名称	二级类别名称序号	数据元序号	中文名称	英文名称	定义	变量类型	值域	单位	数据等级	来源	版本号
1007	体内试验	6	变应原皮肤点刺试验	6.1	1007	皮肤点刺试验	skin prick test	标志受试者是否进行了皮肤变应原点刺试验。皮肤点刺试验指将少量高度纯化的致敏液体滴于患者前臂,再用点刺针轻轻刺入皮肤表层。若患者对该变应原过敏,则会于20分钟内在点刺部位出现类似蚊虫叮咬的红肿块(风团)或仅仅颜色上的改变,评价结果用皮肤指数表示,皮肤指数 = 变应原直径 / 组胺直径	字符	是 / 否	/	核心	钟南山,刘又宁.呼吸病学.2版.北京:人民卫生出版社,2012.	A20190305XM
1008	体内试验	6	变应原皮肤点刺试验	6.1	1008	皮肤点刺试验时状态	disease status during SPT	受试者进行皮肤点刺试验时症状状态	字符	症状稳定 / 症状加重 / 不详	/	核心	钟南山,刘又宁.呼吸病学.2版.北京:人民卫生出版社,2012.	A20190305XM
1009	体内试验	6	变应原皮肤点刺试验	6.1	1009	未检查原因	reason for unexamined	受试者未进行皮肤点刺试验的原因	字符	禁忌证 / 不能配合 / 不愿意做 / 医院无相关试剂 / 医生未提及 / 其他	/	核心	钟南山,刘又宁.呼吸病学.2版.北京:人民卫生出版社,2012.	A20190305XM

序号	一级类别名称	一级类别名称序号	二级类别名称	二级类别名称序号	数据元序号	中文名称	英文名称	定义	变量类型	值域	单位	数据等级	来源	版本号
1010	体内试验	6	变应原皮肤点刺试验	6.1	1010	皮肤点刺试验质控	quality control of skin prick test	阳性阴性对照是否合格	字符	合格 / 不合格	/	核心	HEINZERLING L，MARI A，BERGMANN K C，et al. The skin prick test-European standards. Clin Transl Allergy，2013，3（1）: 3.	A20190305XM
1011	体内试验	6	变应原皮肤点刺试验	6.1	1011	皮肤点刺试验试剂厂家	manufacturers of SPT	皮肤点刺试验（SPT）试剂厂家名称	字符	/	/	探索	HEINZERLING L，MARI A，BERGMANN K C，et al. The skin prick test-European standards. Clin Transl Allergy，2013，3（1）: 3.	A20190305XM
1012	体内试验	6	变应原皮肤点刺试验	6.1	1012	屋尘螨点刺试验	house dust mite prick test	SI（皮肤指数）= 屋尘螨变应原与组胺直径的比值，皮肤指数反映点刺试验的反应强度	字符	阴性 /1 级 /2 级 /3 级 /4 级	/	核心	HEINZERLING L，MARI A，BERGMANN K C，et al. The skin prick test-European standards. Clin Transl Allergy，2013，3（1）: 3.	A20190305XM
1013	体内试验	6	变应原皮肤点刺试验	6.1	1013	粉尘螨点刺试验	Dermatophagoides farinae prick test	SI（皮肤指数）= 粉尘螨变应原与组胺直径比值，皮肤指数反映点刺试验的反应强度	字符	阴性 /1 级 /2 级 /3 级 /4 级	/	核心	HEINZERLING L，MARI A，BERGMANN K C，et al. The skin prick test-European standards. Clin Transl Allergy，2013，3（1）: 3.	A20190305XM
1014	体内试验	6	变应原皮肤点刺试验	6.1	1014	热带螨点刺试验	tropical mites prick test	SI（皮肤指数）= 热带螨变应原与组胺直径比值，皮肤指数反映点刺试验的反应强度	字符	阴性 /1 级 /2 级 /3 级 /4 级	/	核心	HEINZERLING L，MARI A，BERGMANN K C. et al. The skin prick test-European standards. Clin Transl Allergy，2013，3（1）: 3.	A20190305XM

序号	一级类别名称	一级类别名称序号	二级类别名称	二级类别名称序号	数据元序号	中文名称	英文名称	定义	变量类型	值域	单位	数据等级	来源	版本号
1015	体内试验	6	变应原皮肤点刺试验	6.1	1015	猫上皮点刺试验	cat epithelium prick test	SI（皮肤指数）=猫上皮变应原与组胺直径比值,皮肤指数反映点刺试验的反应强度	字符	阴性/1级/2级/3级/4级	/	核心	HEINZERLING L, MARI A, BERGMANN K C. et al. The skin prick test–European standards. Clin Transl Allergy, 2013, 3(1): 3.	A20190305XM
1016	体内试验	6	变应原皮肤点刺试验	6.1	1016	狗上皮点刺试验	dog epithelium prick test	SI（皮肤指数）=狗上皮变应原与组胺直径比值,皮肤指数反映点刺试验的反应强度	字符	阴性/1级/2级/3级/4级	/	核心	HEINZERLING L, MARI A, BERGMANN K C, et al. The skin prick test–European standards. Clin Transl Allergy, 2013, 3(1): 3.	A20190305XM
1017	体内试验	6	变应原皮肤点刺试验	6.1	1017	蟑螂点刺试验	cockroach prick test	SI（皮肤指数）=蟑螂变应原与组胺直径比值,皮肤指数反映点刺试验的反应强度	字符	阴性/1级/2级/3级/4级	/	核心	HEINZERLING L, MARI A, BERGMANN K C, et al. The skin prick test–European standards. Clin Transl Allergy, 2013, 3(1): 3.	A20190305XM
1018	体内试验	6	变应原皮肤点刺试验	6.1	1018	杂草花粉点刺试验	weed pollen prick test	SI（皮肤指数）=杂草花粉变应原与组胺直径比值,皮肤指数反映点刺试验的反应强度	字符	阴性/1级/2级/3级/4级	/	核心	HEINZERLING L, MARI A, BERGMANN K C, et al. The skin prick test–European standards. Clin Transl Allergy, 2013, 3(1): 3.	A20190305XM
1019	体内试验	6	变应原皮肤点刺试验	6.1	1019	谷类点刺试验	cereal crop prick test	SI（皮肤指数）=谷类变应原与组胺直径比值,皮肤指数反映点刺试验的反应强度	字符	阴性/1级/2级/3级/4级	/	核心	HEINZERLING L, MARI A, BERGMANN K C, et al. The skin prick test–European standards. Clin Transl Allergy, 2013, 3(1): 3.	A20190305XM

序号	一级类别名称	一级类别名称序号	二级类别名称	二级类别名称序号	数据元序号	中文名称	英文名称	定义	变量类型	值域	单位	数据等级	来源	版本号
1020	体内试验	6	变应原皮肤点刺试验	6.1	1020	树花粉1点刺试验	tree pollen 1 prick test	SI（皮肤指数）=树花粉1变应原与组胺直径比值，皮肤指数反映点刺试验的反应强度	字符	阴性/1级/2级/3级/4级	/	核心	HEINZERLING L, MARI A, BERGMANN K C, et al. The skin prick test-European standards. Clin Transl Allergy, 2013, 3(1): 3.	A20190305XM
1021	体内试验	6	变应原皮肤点刺试验	6.1	1021	楷木点刺试验	*Pistacia chinensis* prick test	SI（皮肤指数）=楷木变应原与组胺直径比值，皮肤指数反映点刺试验的反应强度	字符	阴性/1级/2级/3级/4级	/	核心	HEINZERLING L, MARI A, BERGMANN K C, et al. The skin prick test-European standards. Clin Transl Allergy, 2013, 3(1): 3.	A20190828ZZ
1022	体内试验	6	变应原皮肤点刺试验	6.1	1022	榛属点刺试验	*Corylus* prick test	SI（皮肤指数）=榛属变应原与组胺直径比值，皮肤指数反映点刺试验的反应强度	字符	阴性/1级/2级/3级/4级	/	核心	HEINZERLING L, MARI A, BERGMANN K C, et al. The skin prick test-European standards. Clin Transl Allergy, 2013, 3(1): 3.	A20190828ZZ
1023	体内试验	6	变应原皮肤点刺试验	6.1	1023	杨属点刺试验	*Populus linn* prick test	SI（皮肤指数）=杨属变应原与组胺直径比值，皮肤指数反映点刺试验的反应强度	字符	阴性/1级/2级/3级/4级	/	核心	HEINZERLING L, MARI A, BERGMANN K C, et al. The skin prick test-European standards. Clin Transl Allergy, 2013, 3(1): 3.	A20190828ZZ
1024	体内试验	6	变应原皮肤点刺试验	6.1	1024	榆科点刺试验	ulmaceae prick test	SI（皮肤指数）=榆科变应原与组胺直径比值，皮肤指数反映点刺试验的反应强度	字符	阴性/1级/2级/3级/4级	/	核心	HEINZERLING L, MARI A, BERGMANN K C, et al. The skin prick test-European standards. Clin Transl Allergy, 2013, 3(1): 3.	A20190828ZZ

序号	一级类别名称	一级类别名称序号	二级类别名称	二级类别名称序号	数据元序号	中文名称	英文名称	定义	变量类型	值域	单位	数据等级	来源	版本号
1025	体内试验	6	变应原皮肤点刺试验	6.1	1025	柳属点刺试验	*Salix* prick test	SI（皮肤指数）=柳属变应原与组胺直径比值,皮肤指数反映点刺试验的反应强度	字符	阴性/1级/2级/3级/4级	/	核心	HEINZERLING L, MARI A, BERGMANN K C, et al. The skin prick test–European standards. Clin Transl Allergy, 2013, 3（1）: 3.	A20190828ZZ
1026	体内试验	6	变应原皮肤点刺试验	6.1	1026	树花粉2点刺试验	tree pollen 2 prick test	SI（皮肤指数）=树花粉2变应原与组胺直径比值,皮肤指数反映点刺试验的反应强度	字符	阴性/1级/2级/3级/4级	/	核心	HEINZERLING L, MARI A, BERGMANN K C, et al. The skin prick test–European standards. Clin Transl Allergy, 2013, 3（1）: 3.	A20190305XM
1027	体内试验	6	变应原皮肤点刺试验	6.1	1027	水青冈点刺试验	beech prick test	SI（皮肤指数）=水青冈变应原与组胺直径比值,皮肤指数反映点刺试验的反应强度	字符	阴性/1级/2级/3级/4级	/	核心	HEINZERLING L, MARI A, BERGMANN K C, et al. The skin prick test–European standards. Clin Transl Allergy, 2013, 3（1）: 3.	A20190828ZZ
1028	体内试验	6	变应原皮肤点刺试验	6.1	1028	栎属点刺试验	*Quercus* prick test	SI（皮肤指数）=栎属变应原与组胺直径比值,皮肤指数反映点刺试验的反应强度	字符	阴性/1级/2级/3级/4级	/	核心	HEINZERLING L, MARI A, BERGMANN K C, et al. The skin prick test–European standards. Clin Transl Allergy, 2013, 3（1）: 3.	A20190828ZZ
1029	体内试验	6	变应原皮肤点刺试验	6.1	1029	霉菌1点刺试验	mold 1 prick test	SI（皮肤指数）=霉菌1变应原与组胺直径比值,皮肤指数反映点刺试验的反应强度	字符	阴性/1级/2级/3级/4级	/	核心	HEINZERLING L, MARI A, BERGMANN K C, et al. The skin prick test–European standards. Clin Transl Allergy, 2013, 3（1）: 3.	A20190305XM

序号	一级类别名称	一级类别名称序号	二级类别名称	二级类别名称序号	数据元序号	中文名称	英文名称	定义	变量类型	值域	单位	数据等级	来源	版本号
1030	体内试验	6	变应原皮肤点刺试验	6.1	1030	霉菌2点刺试验	mold 2 prick test	SI（皮肤指数）=霉菌2变应原与组胺直径比值,皮肤指数反映点刺试验的反应强度	字符	阴性/1级/2级/3级/4级	/	核心	HEINZERLING L, MARI A, BERGMANN K C, et al. The skin prick test-European standards. Clin Transl Allergy, 2013, 3(1): 3.	A20190305XM
1031	体内试验	6	变应原皮肤点刺试验	6.1	1031	艾蒿点刺试验	*Artemisia argyi* prick test	SI（皮肤指数）=艾蒿变应原与组胺直径比值,皮肤指数反映点刺试验的反应强度	字符	阴性/1级/2级/3级/4级	/	核心	HEINZERLING L, MARI A, BERGMANN K C, et al. The skin prick test-European standards. Clin Transl Allergy, 2013, 3(1): 3.	A20190305XM
1032	体内试验	6	变应原皮肤点刺试验	6.1	1032	大荨麻点刺试验	big urtica prick test	SI（皮肤指数）=大荨麻变应原与组胺直径比值,皮肤指数反映点刺试验的反应强度	字符	阴性/1级/2级/3级/4级	/	核心	HEINZERLING L, MARI A, BERGMANN K C, et al. The skin prick test-European standards. Clin Transl Allergy, 2013, 3(1): 3.	A20190305XM
1033	体内试验	6	变应原皮肤点刺试验	6.1	1033	菊属点刺试验	*Chrysanthemum* prick test	SI（皮肤指数）=菊属变应原与组胺直径比值,皮肤指数反映点刺试验的反应强度	字符	阴性/1级/2级/3级/4级	/	核心	HEINZERLING L, MARI A, BERGMANN K C, et al. The skin prick test-European standards. Clin Transl Allergy, 2013, 3(1): 3.	A20190305XM
1034	体内试验	6	变应原皮肤点刺试验	6.1	1034	葎草点刺试验	*Humulus scandens* prick test	SI（皮肤指数）=葎草变应原与组胺直径比值,皮肤指数反映点刺试验的反应强度	字符	阴性/1级/2级/3级/4级	/	核心	HEINZERLING L, MARI A, BERGMANN K C, et al. The skin prick test-European standards. Clin Transl Allergy, 2013, 3(1): 3.	A20190305XM

序号	一级类别名称	一级类别名称序号	二级类别名称	二级类别名称序号	数据元序号	中文名称	英文名称	定义	变量类型	值域	单位	数据等级	来源	版本号
1035	体内试验	6	变应原皮肤点刺试验	6.1	1035	新疆一枝黄点刺试验	*Solidago virgaurea L.* in Xinjiang prick test	SI（皮肤指数）=新疆一枝黄变应原与组胺直径比值,皮肤指数反映点刺试验的反应强度	字符	阴性/1级/2级/3级/4级	/	核心	HEINZERLING L, MARI A, BERGMANN K C, et al. The skin prick test-European standards. Clin Transl Allergy, 2013, 3（1）: 3.	A20190305XM
1036	体内试验	6	变应原皮肤点刺试验	6.1	1036	蒲公英点刺试验	dandelion prick test	SI（皮肤指数）=蒲公英变应原与组胺直径比值,皮肤指数反映点刺试验的反应强度	字符	阴性/1级/2级/3级/4级	/	核心	HEINZERLING L, MARI A, BERGMANN K C, et al. The skin prick test-European standards. Clin Transl Allergy, 2013, 3（1）: 3.	A20190305XM
1037	体内试验	6	变应原皮肤点刺试验	6.1	1037	小豚草点刺试验	ragweed prick test	SI（皮肤指数）=小豚草变应原与组胺直径比值,皮肤指数反映点刺试验的反应强度	字符	阴性/1级/2级/3级/4级	/	核心	HEINZERLING L, MARI A, BERGMANN K C, et al. The skin prick test-European standards. Clin Transl Allergy, 2013, 3（1）: 3.	A20190305XM
1038	体内试验	6	变应原皮肤点刺试验	6.1	1038	长叶车前草点刺试验	*Plantago lanceolata L.* prick test	SI（皮肤指数）=长叶车前草变应原与组胺直径比值,皮肤指数反映点刺试验的反应强度	字符	阴性/1级/2级/3级/4级	/	核心	HEINZERLING L, MARI A, BERGMANN K C, et al. The skin prick test-European standards. Clin Transl Allergy, 2013, 3（1）: 3.	A20190305XM
1039	体内试验	6	变应原皮肤点刺试验	6.1	1039	小麦点刺试验	wheat prick test	SI（皮肤指数）=小麦变应原与组胺直径比值,皮肤指数反映点刺试验的反应强度	字符	阴性/1级/2级/3级/4级	/	核心	HEINZERLING L, MARI A, BERGMANN K C, et al. The skin prick test-European standards. Clin Transl Allergy, 2013, 3（1）: 3.	A20190305XM

序号	一级类别名称	一级类别名称序号	二级类别名称	二级类别名称序号	数据元序号	中文名称	英文名称	定义	变量类型	值域	单位	数据等级	来源	版本号
1040	体内试验	6	变应原皮肤点刺试验	6.1	1040	梯牧草点刺试验	*Phleum pratense L.* prick test	SI（皮肤指数）=梯牧草变应原与组胺直径比值,皮肤指数反映点刺试验的反应强度	字符	阴性/1级/2级/3级/4级	/	核心	HEINZERLING L, MARI A, BERGMANN K C, et al. The skin prick test–European standards. Clin Transl Allergy, 2013, 3（1）: 3.	A20190305XM
1041	体内试验	6	变应原皮肤点刺试验	6.1	1041	油菜花点刺试验	cole flowers prick test	SI（皮肤指数）=油菜花变应原与组胺直径比值,皮肤指数反映点刺试验的反应强度	字符	阴性/1级/2级/3级/4级	/	核心	HEINZERLING L, MARI A, BERGMANN K C, et al. The skin prick test–European standards. Clin Transl Allergy, 2013, 3（1）: 3.	A20190305XM
1042	体内试验	6	变应原皮肤点刺试验	6.1	1042	藜点刺试验	*Chenopodium album* prick test	SI（皮肤指数）=藜变应原与组胺直径比值,皮肤指数反映点刺试验的反应强度	字符	阴性/1级/2级/3级/4级	/	核心	HEINZERLING L, MARI A, BERGMANN K C, et al. The skin prick test–European standards. Clin Transl Allergy, 2013, 3（1）: 3.	A20190305XM
1043	体内试验	6	变应原皮肤点刺试验	6.1	1043	刺槐点刺试验	locust prick test	SI（皮肤指数）=刺槐变应原与组胺直径比值,皮肤指数反映点刺试验的反应强度	字符	阴性/1级/2级/3级/4级	/	核心	HEINZERLING L, MARI A, BERGMANN K C, et al. The skin prick test–European standards. Clin Transl Allergy, 2013, 3（1）: 3.	A20190305XM
1044	体内试验	6	变应原皮肤点刺试验	6.1	1044	白桦点刺试验	white birch prick test	SI（皮肤指数）=白桦变应原与组胺直径比值,皮肤指数反映点刺试验的反应强度	字符	阴性/1级/2级/3级/4级	/	核心	HEINZERLING L, MARI A, BERGMANN K C, et al. The skin prick test–European standards. Clin Transl Allergy, 2013, 3（1）: 3.	A20190305XM

序号	一级类别名称	一级类别名称序号	二级类别名称	二级类别名称序号	数据元序号	中文名称	英文名称	定义	变量类型	值域	单位	数据等级	来源	版本号
1045	体内试验	6	变应原皮肤点刺试验	6.1	1045	云杉属点刺试验	*Picea* prick test	SI（皮肤指数）=云杉属变应原与组胺直径比值，皮肤指数反映点刺试验的反应强度	字符	阴性/1级/2级/3级/4级	/	核心	HEINZERLING L, MARI A, BERGMANN K C, et al. The skin prick test–European standards. Clin Transl Allergy, 2013, 3(1): 3.	A20190305XM
1046	体内试验	6	变应原皮肤点刺试验	6.1	1046	松属点刺试验	*Pinus* prick test	SI（皮肤指数）=松属变应原与组胺直径比值，皮肤指数反映点刺试验的反应强度	字符	阴性/1级/2级/3级/4级	/	核心	HEINZERLING L, MARI A, BERGMANN K C, et al. The skin prick test–European standards. Clin Transl Allergy, 2013, 3(1): 3.	A20190305XM
1047	体内试验	6	变应原皮肤点刺试验	6.1	1047	白杨点刺试验	poplar prick test	SI（皮肤指数）=白杨变应原与组胺直径比值，皮肤指数反映点刺试验的反应强度	字符	阴性/1级/2级/3级/4级	/	核心	HEINZERLING L, MARI A, BERGMANN K C, et al. The skin prick test–European standards. Clin Transl Allergy, 2013, 3(1): 3.	A20190305XM
1048	体内试验	6	变应原皮肤点刺试验	6.1	1048	法国梧桐点刺试验	oriental plane prick test	SI（皮肤指数）=法国梧桐变应原与组胺直径比值，皮肤指数反映点刺试验的反应强度	字符	阴性/1级/2级/3级/4级	/	核心	HEINZERLING L, MARI A, BERGMANN K C, et al. The skin prick test–European standards. Clin Transl Allergy, 2013, 3(1): 3.	A20190305XM
1049	体内试验	6	变应原皮肤点刺试验	6.1	1049	棕榈点刺试验	palm prick test	SI（皮肤指数）=棕榈变应原与组胺直径比值，皮肤指数反映点刺试验的反应强度	字符	阴性/1级/2级/3级/4级	/	核心	HEINZERLING L, MARI A, BERGMANN K C, et al. The skin prick test–European standards. Clin Transl Allergy, 2013, 3(1): 3.	A20190305XM

序号	一级类别名称	一级类别名称序号	二级类别名称	二级类别名称序号	数据元序号	中文名称	英文名称	定义	变量类型	值域	单位	数据等级	来源	版本号
1050	体内试验	6	变应原皮肤点刺试验	6.1	1050	桑树点刺试验	mulberry prick test	SI（皮肤指数）=桑树变应原与组胺直径比值,皮肤指数反映点刺试验的反应强度	字符	阴性/1级/2级/3级/4级	/	核心	HEINZERLING L, MARI A, BERGMANN K C, et al. The skin prick test-European standards. Clin Transl Allergy, 2013, 3（1）: 3.	A20190305XM
1051	体内试验	6	变应原皮肤点刺试验	6.1	1051	交链格孢属点刺试验	*Alternaria* prick test	SI（皮肤指数）=交链格孢属变应原与组胺直径比值,皮肤指数反映点刺试验的反应强度	字符	阴性/1级/2级/3级/4级	/	核心	HEINZERLING L, MARI A, BERGMANN K C, et al. The skin prick test-European standards. Clin Transl Allergy, 2013, 3（1）: 3.	A20190305XM
1052	体内试验	6	变应原皮肤点刺试验	6.1	1052	烟曲霉点刺试验	*Aspergillus* prick test	SI（皮肤指数）=曲霉变应原与组胺直径比值,皮肤指数反映点刺试验的反应强度	字符	阴性/1级/2级/3级/4级	/	核心	HEINZERLING L, MARI A, BERGMANN K C, et al. The skin prick test-European standards. Clin Transl Allergy, 2013, 3（1）: 3.	A20190305XM
1053	体内试验	6	变应原皮肤点刺试验	6.1	1053	葡萄孢属点刺试验	*Botrytis* prick test	SI（皮肤指数）=葡萄孢属变应原与组胺直径比值,皮肤指数反映点刺试验的反应强度	字符	阴性/1级/2级/3级/4级	/	核心	HEINZERLING L, MARI A, BERGMANN K C, et al. The skin prick test-European standards. Clin Transl Allergy, 2013, 3（1）: 3.	A20190305XM
1054	体内试验	6	变应原皮肤点刺试验	6.1	1054	白念珠菌属点刺试验	*Candida albicans* prick test	SI（皮肤指数）=白念珠菌属变应原与组胺直径比值,皮肤指数反映点刺试验的反应强度	字符	阴性/1级/2级/3级/4级	/	核心	HEINZERLING L, MARI A, BERGMANN K C, et al. The skin prick test-European standards. Clin Transl Allergy, 2013, 3（1）: 3.	A20190305XM

序号	一级类别名称	一级类别名称序号	二级类别名称	二级类别名称序号	数据元序号	中文名称	英文名称	定义	变量类型	值域	单位	数据等级	来源	版本号
1055	体内试验	6	变应原皮肤点刺试验	6.1	1055	多主枝孢菌属点刺试验	*Cladosporium herbarum* prick test	SI（皮肤指数）=多主枝孢菌属变应原与组胺直径比值，皮肤指数反映点刺试验的反应强度	字符	阴性/1级/2级/3级/4级	/	核心	HEINZERLING L，MARI A，BERGMANN K C，et al. The skin prick test–European standards. Clin Transl Allergy，2013，3（1）：3.	A20190305XM
1056	体内试验	6	变应原皮肤点刺试验	6.1	1056	新月弯孢菌属点刺试验	*Curvularia* prick test	SI（皮肤指数）=新月弯孢菌属变应原与组胺直径比值，皮肤指数反映点刺试验的反应强度	字符	阴性/1级/2级/3级/4级	/	核心	HEINZERLING L，MARI A，BERGMANN K C，et al. The skin prick test–European standards. Clin Transl Allergy，2013，3（1）：3.	A20190305XM
1057	体内试验	6	变应原皮肤点刺试验	6.1	1057	特异青霉点刺试验	*Penicillium notatum* prick test	SI（皮肤指数）=特异青霉变应原与组胺直径比值，皮肤指数反映点刺试验的反应强度	字符	阴性/1级/2级/3级/4级	/	核心	HEINZERLING L，MARI A，BERGMANN K C，et al. The skin prick test–European standards. Clin Transl Allergy，2013，3（1）：3.	A20190305XM
1058	体内试验	6	变应原皮肤点刺试验	6.1	1058	蚜霉菌属点刺试验	*Entomophthora* prick test	SI（皮肤指数）=蚜霉菌属变应原与组胺直径比值，皮肤指数反映点刺试验的反应强度	字符	阴性/1级/2级/3级/4级	/	核心	HEINZERLING L，MARI A，BERGMANN K C，et al. The skin prick test–European standards. Clin Transl Allergy，2013，3（1）：3.	A20190305XM

序号	一级类别名称	一级类别名称序号	二级类别名称	二级类别名称序号	数据元序号	中文名称	英文名称	定义	变量类型	值域	单位	数据等级	来源	版本号
1059	体内试验	6	变应原皮肤点刺试验	6.1	1059	须发癣菌点刺试验	*Trichophyton mentagrophytes prick test*	SI（皮肤指数）=须发癣菌变应原与组胺直径比值，皮肤指数反映点刺试验的反应强度	字符	阴性/1级/2级/3级/4级	/	核心	HEINZERLING L，MARI A，BERGMANN K C，et al. The skin prick test–European standards. Clin Transl Allergy，2013，3（1）：3.	A20190305XM
1060	体内试验	6	变应原皮肤点刺试验	6.1	1060	牛奶点刺试验	milk prick test	SI（皮肤指数）=牛奶变应原与组胺直径比值，皮肤指数反映点刺试验的反应强度	字符	阴性/1级/2级/3级/4级	/	核心	HEINZERLING L，MARI A，BERGMANN K C，et al. The skin prick test–European standards. Clin Transl Allergy，2013，3（1）：3.	A20190305XM
1061	体内试验	6	变应原皮肤点刺试验	6.1	1061	鸡蛋清点刺试验	egg-white prick test	SI（皮肤指数）=鸡蛋清变应原与组胺直径比值，皮肤指数反映点刺试验的反应强度	字符	阴性/1级/2级/3级/4级	/	核心	HEINZERLING L，MARI A，BERGMANN K C，et al. The skin prick test–European standards. Clin Transl Allergy，2013，3（1）：3.	A20190305XM
1062	体内试验	6	变应原皮肤点刺试验	6.1	1062	鸡蛋黄点刺试验	egg-yolk yellow prick test	SI（皮肤指数）=鸡蛋黄变应原与组胺直径比值，皮肤指数反映点刺试验的反应强度	字符	阴性/1级/2级/3级/4级	/	核心	HEINZERLING L，MARI A，BERGMANN K C，et al. The skin prick test–European standards. Clin Transl Allergy，2013，3（1）：3.	A20190305XM
1063	体内试验	6	变应原皮肤点刺试验	6.1	1063	鳕鱼点刺试验	cod prick test	SI（皮肤指数）=鳕鱼变应原与组胺直径比值，皮肤指数反映点刺试验的反应强度	字符	阴性/1级/2级/3级/4级	/	核心	HEINZERLING L，MARI A，BERGMANN K C，et al. The skin prick test–European standards. Clin Transl Allergy，2013，3（1）：3.	A20190305XM

序号	一级类别名称	一级类别名称序号	二级类别名称	二级类别名称序号	数据元序号	中文名称	英文名称	定义	变量类型	值域	单位	数据等级	来源	版本号
1064	体内试验	6	变应原皮肤点刺试验	6.1	1064	金枪鱼点刺试验	tunas prick test	SI（皮肤指数）=金枪鱼变应原与组胺直径比值,皮肤指数反映点刺试验的反应强度	字符	阴性/1级/2级/3级/4级	/	核心	HEINZERLING L, MARI A, BERGMANN K C, et al. The skin prick test-European standards. Clin Transl Allergy, 2013, 3(1): 3.	A20190305XM
1065	体内试验	6	变应原皮肤点刺试验	6.1	1065	带子点刺试验	tape prick test	SI（皮肤指数）=带子变应原与组胺直径比值,皮肤指数反映点刺试验的反应强度	字符	阴性/1级/2级/3级/4级	/	核心	HEINZERLING L, MARI A, BERGMANN K C, et al. The skin prick test-European standards. Clin Transl Allergy, 2013, 3(1): 3.	A20190305XM
1066	体内试验	6	变应原皮肤点刺试验	6.1	1066	蟹肉点刺试验	crab meat prick test	SI（皮肤指数）=蟹肉变应原与组胺直径比值,皮肤指数反映点刺试验的反应强度	字符	阴性/1级/2级/3级/4级	/	核心	HEINZERLING L, MARI A, BERGMANN K C, et al. The skin prick test-European standards. Clin Transl Allergy, 2013, 3(1): 3.	A20190305XM
1067	体内试验	6	变应原皮肤点刺试验	6.1	1067	虾点刺试验	shrimp prick test	SI（皮肤指数）=虾变应原与组胺直径比值,皮肤指数反映点刺试验的反应强度	字符	阴性/1级/2级/3级/4级	/	核心	HEINZERLING L, MARI A, BERGMANN K C, et al. The skin prick test-European standards. Clin Transl Allergy, 2013, 3(1): 3.	A20190305XM
1068	体内试验	6	变应原皮肤点刺试验	6.1	1068	蚌类点刺试验	mussels prick test	SI（皮肤指数）=蚌类变应原与组胺直径比值,皮肤指数反映点刺试验的反应强度	字符	阴性/1级/2级/3级/4级	/	核心	HEINZERLING L, MARI A, BERGMANN K C, et al. The skin prick test-European standards. Clin Transl Allergy, 2013, 3(1): 3.	A20190305XM

序号	一级类别名称	一级类别名称序号	二级类别名称	二级类别名称序号	数据元序号	中文名称	英文名称	定义	变量类型	值域	单位	数据等级	来源	版本号
1069	体内试验	6	变应原皮肤点刺试验	6.1	1069	鲤鱼点刺试验	carp prick test	SI（皮肤指数）=鲤鱼变应原与组胺直径比值,皮肤指数反映点刺试验的反应强度	字符	阴性/1级/2级/3级/4级	/	核心	HEINZERLING L, MARI A, BERGMANN K C, et al. The skin prick test–European standards. Clin Transl Allergy, 2013, 3(1): 3.	A20190305XM
1070	体内试验	6	变应原皮肤点刺试验	6.1	1070	鲶鱼点刺试验	catfish prick test	SI（皮肤指数）=鲶鱼变应原与组胺直径比值,皮肤指数反映点刺试验的反应强度	字符	阴性/1级/2级/3级/4级	/	核心	HEINZERLING L, MARI A, BERGMANN K C, et al. The skin prick test–European standards. Clin Transl Allergy, 2013, 3(1): 3.	A20190305XM
1071	体内试验	6	变应原皮肤点刺试验	6.1	1071	羊肉点刺试验	mutton prick test	SI（皮肤指数）=羊肉变应原与组胺直径比值,皮肤指数反映点刺试验的反应强度	字符	阴性/1级/2级/3级/4级	/	核心	HEINZERLING L, MARI A, BERGMANN K C, et al. The skin prick test–European standards. Clin Transl Allergy, 2013, 3(1): 3.	A20190305XM
1072	体内试验	6	变应原皮肤点刺试验	6.1	1072	牛肉点刺试验	beef prick test	SI（皮肤指数）=牛肉变应原与组胺直径比值,皮肤指数反映点刺试验的反应强度	字符	阴性/1级/2级/3级/4级	/	核心	HEINZERLING L, MARI A, BERGMANN K C, et al. The skin prick test–European standards. Clin Transl Allergy, 2013, 3(1): 3.	A20190305XM
1073	体内试验	6	变应原皮肤点刺试验	6.1	1073	凤梨点刺试验	pineapple prick test	SI（皮肤指数）=凤梨变应原与组胺直径比值,皮肤指数反映点刺试验的反应强度	字符	阴性/1级/2级/3级/4级	/	核心	HEINZERLING L, MARI A, BERGMANN K C, et al. The skin prick test–European standards. Clin Transl Allergy, 2013, 3(1): 3.	A20190305XM

序号	一级类别名称	一级类别名称序号	二级类别名称	二级类别名称序号	数据元序号	中文名称	英文名称	定义	变量类型	值域	单位	数据等级	来源	版本号
1074	体内试验	6	变应原皮肤点刺试验	6.1	1074	芒果点刺试验	mango prick test	SI（皮肤指数）=芒果变应原与组胺直径比值,皮肤指数反映点刺试验的反应强度	字符	阴性/1级/2级/3级/4级	/	核心	HEINZERLING L, MARI A, BERGMANN K C, et al. The skin prick test–European standards. Clin Transl Allergy, 2013, 3(1):3.	A20190305XM
1075	体内试验	6	变应原皮肤点刺试验	6.1	1075	桃子点刺试验	peach prick test	SI（皮肤指数）=桃子变应原与组胺直径比值,皮肤指数反映点刺试验的反应强度	字符	阴性/1级/2级/3级/4级	/	核心	HEINZERLING L, MARI A, BERGMANN K C, et al. The skin prick test–European standards. Clin Transl Allergy, 2013, 3(1):3.	A20190305XM
1076	体内试验	6	变应原皮肤点刺试验	6.1	1076	草莓点刺试验	strawberry prick test	SI（皮肤指数）=草莓变应原与组胺直径比值,皮肤指数反映点刺试验的反应强度	字符	阴性/1级/2级/3级/4级	/	核心	HEINZERLING L, MARI A, BERGMANN K C, et al. The skin prick test–European standards. Clin Transl Allergy, 2013, 3(1):3.	A20190305XM
1077	体内试验	6	变应原皮肤点刺试验	6.1	1077	葡萄点刺试验	grape prick test	SI（皮肤指数）=葡萄变应原与组胺直径比值,皮肤指数反映点刺试验的反应强度	字符	阴性/1级/2级/3级/4级	/	核心	HEINZERLING L, MARI A, BERGMANN K C, et al. The skin prick test–European standards. Clin Transl Allergy, 2013, 3(1):3.	A20190305XM
1078	体内试验	6	变应原皮肤点刺试验	6.1	1078	苹果点刺试验	apple prick test	SI（皮肤指数）=苹果变应原与组胺直径比值,皮肤指数反映点刺试验的反应强度	字符	阴性/1级/2级/3级/4级	/	核心	HEINZERLING L, MARI A, BERGMANN K C, et al. The skin prick test–European standards. Clin Transl Allergy, 2013, 3(1):3.	A20190305XM

序号	一级类别名称	一级类别名称序号	二级类别名称	二级类别名称序号	数据元序号	中文名称	英文名称	定义	变量类型	值域	单位	数据等级	来源	版本号
1079	体内试验	6	变应原皮肤点刺试验	6.1	1079	橙子点刺试验	orange prick test	SI（皮肤指数）=橙子变应原与组胺直径比值,皮肤指数反映点刺试验的反应强度	字符	阴性/1级/2级/3级/4级	/	核心	HEINZERLING L, MARI A, BERGMANN K C, et al. The skin prick test-European standards. Clin Transl Allergy, 2013, 3（1）: 3.	A20190305XM
1080	体内试验	6	变应原皮肤点刺试验	6.1	1080	香蕉点刺试验	banana prick test	SI（皮肤指数）=香蕉变应原与组胺直径比值,皮肤指数反映点刺试验的反应强度	字符	阴性/1级/2级/3级/4级	/	核心	HEINZERLING L, MARI A, BERGMANN K C, et al. The skin prick test-European standards. Clin Transl Allergy, 2013, 3（1）: 3.	A20190305XM
1081	体内试验	6	变应原皮肤点刺试验	6.1	1081	柑橘点刺试验	citrus prick test	SI（皮肤指数）=柑橘变应原与组胺直径比值,皮肤指数反映点刺试验的反应强度	字符	阴性/1级/2级/3级/4级	/	核心	HEINZERLING L, MARI A, BERGMANN K C, et al. The skin prick test-European standards. Clin Transl Allergy, 2013, 3（1）: 3.	A20190305XM
1082	体内试验	6	变应原皮肤点刺试验	6.1	1082	可可点刺试验	cocoa prick test	SI（皮肤指数）=可可变应原与组胺直径比值,皮肤指数反映点刺试验的反应强度	字符	阴性/1级/2级/3级/4级	/	核心	HEINZERLING L, MARI A, BERGMANN K C, et al. The skin prick test-European standards. Clin Transl Allergy, 2013, 3（1）: 3.	A20190305XM
1083	体内试验	6	变应原皮肤点刺试验	6.1	1083	肉桂点刺试验	cinnamon prick test	SI（皮肤指数）=肉桂变应原与组胺直径比值,皮肤指数反映点刺试验的反应强度	字符	阴性/1级/2级/3级/4级	/	核心	HEINZERLING L, MARI A, BERGMANN K C, et al. The skin prick test-European standards. Clin Transl Allergy, 2013, 3（1）: 3.	A20190305XM

序号	一级类别名称	一级类别名称序号	二级类别名称	二级类别名称序号	数据元序号	中文名称	英文名称	定义	变量类型	值域	单位	数据等级	来源	版本号
1084	体内试验	6	变应原皮肤点刺试验	6.1	1084	花生点刺试验	peanut prick test	SI（皮肤指数）=花生变应原与组胺直径比值，皮肤指数反映点刺试验的反应强度	字符	阴性/1级/2级/3级/4级	/	核心	HEINZERLING L，MARI A，BERGMANN K C，et al. The skin prick test–European standards. Clin Transl Allergy，2013，3（1）：3.	A20190305XM
1085	体内试验	6	变应原皮肤点刺试验	6.1	1085	核桃点刺试验	walnut prick test	SI（皮肤指数）=核桃变应原与组胺直径比值，皮肤指数反映点刺试验的反应强度	字符	阴性/1级/2级/3级/4级	/	核心	HEINZERLING L，MARI A，BERGMANN K C，et al. The skin prick test–European standards. Clin Transl Allergy，2013，3（1）：3.	A20190305XM
1086	体内试验	6	变应原皮肤点刺试验	6.1	1086	腰果点刺试验	cashew prick test	SI（皮肤指数）=腰果变应原与组胺直径比值，皮肤指数反映点刺试验的反应强度	字符	阴性/1级/2级/3级/4级	/	核心	HEINZERLING L，MARI A，BERGMANN K C，et al. The skin prick test–European standards. Clin Transl Allergy，2013，3（1）：3.	A20190305XM
1087	体内试验	6	变应原皮肤点刺试验	6.1	1087	土豆点刺试验	potato prick test	SI（皮肤指数）=土豆变应原与组胺直径比值，皮肤指数反映点刺试验的反应强度	字符	阴性/1级/2级/3级/4级	/	核心	HEINZERLING L，MARI A，BERGMANN K C，et al. The skin prick test–European standards. Clin Transl Allergy，2013，3（1）：3.	A20190305XM
1088	体内试验	6	变应原皮肤点刺试验	6.1	1088	芹菜点刺试验	celery prick test	SI（皮肤指数）=芹菜变应原与组胺直径比值，皮肤指数反映点刺试验的反应强度	字符	阴性/1级/2级/3级/4级	/	核心	HEINZERLING L，MARI A，BERGMANN K C，et al. The skin prick test–European standards. Clin Transl Allergy，2013，3（1）：3.	A20190305XM

序号	一级类别名称	一级类别名称序号	二级类别名称	二级类别名称序号	数据元序号	中文名称	英文名称	定义	变量类型	值域	单位	数据等级	来源	版本号
1089	体内试验	6	变应原皮肤点刺试验	6.1	1089	菠菜点刺试验	spinach prick test	SI(皮肤指数)=菠菜变应原与组胺直径比值,皮肤指数反映点刺试验的反应强度	字符	阴性/1级/2级/3级/4级	/	核心	HEINZERLING L, MARI A, BERGMANN K C, et al. The skin prick test-European standards. Clin Transl Allergy, 2013, 3(1): 3.	A20190305XM
1090	体内试验	6	变应原皮肤点刺试验	6.1	1090	黄豆点刺试验	soybean prick test	SI(皮肤指数)=黄豆变应原与组胺直径比值,皮肤指数反映点刺试验的反应强度	字符	阴性/1级/2级/3级/4级	/	核心	HEINZERLING L, MARI A, BERGMANN K C, et al. The skin prick test-European standards. Clin Transl Allergy, 2013, 3(1): 3.	A20190305XM
1091	体内试验	6	变应原皮肤点刺试验	6.1	1091	辣椒点刺试验	pepper prick test	SI(皮肤指数)=辣椒变应原与组胺直径比值,皮肤指数反映点刺试验的反应强度	字符	阴性/1级/2级/3级/4级	/	核心	HEINZERLING L, MARI A, BERGMANN K C, et al. The skin prick test-European standards. Clin Transl Allergy, 2013, 3(1): 3.	A20190305XM
1092	体内试验	6	变应原皮肤点刺试验	6.1	1092	茄子点刺试验	eggplant prick test	SI(皮肤指数)=茄子变应原与组胺直径比值,皮肤指数反映点刺试验的反应强度	字符	阴性/1级/2级/3级/4级	/	核心	HEINZERLING L, MARI A, BERGMANN K C, et al. The skin prick test-European standards. Clin Transl Allergy, 2013, 3(1): 3.	A20190305XM
1093	体内试验	6	变应原皮肤点刺试验	6.1	1093	黑胡椒点刺试验	black pepper prick test	SI(皮肤指数)=黑胡椒变应原与组胺直径比值,皮肤指数反映点刺试验的反应强度	字符	阴性/1级/2级/3级/4级	/	核心	HEINZERLING L, MARI A, BERGMANN K C, et al. The skin prick test-European standards. Clin Transl Allergy, 2013, 3(1): 3.	A20190305XM

序号	一级类别名称	一级类别名称序号	二级类别名称	二级类别名称序号	数据元序号	中文名称	英文名称	定义	变量类型	值域	单位	数据等级	来源	版本号
1094	体内试验	6	变应原皮肤点刺试验	6.1	1094	大米点刺试验	rice prick test	SI（皮肤指数）=大米变应原与组胺直径比值,皮肤指数反映点刺试验的反应强度	字符	阴性/1级/2级/3级/4级	/	核心	HEINZERLING L, MARI A, BERGMANN K C, et al. The skin prick test-European standards. Clin Transl Allergy, 2013, 3(1): 3.	A20190305XM
1095	体内试验	6	变应原皮肤点刺试验	6.1	1095	玉米点刺试验	corn prick test	SI（皮肤指数）=玉米变应原与组胺直径比值,皮肤指数反映点刺试验的反应强度	字符	阴性/1级/2级/3级/4级	/	核心	HEINZERLING L, MARI A, BERGMANN K C, et al. The skin prick test-European standards. Clin Transl Allergy, 2013, 3(1): 3.	A20190305XM
1096	体内试验	6	变应原皮肤点刺试验	6.1	1096	大麦点刺试验	barley prick test	SI（皮肤指数）=大麦变应原与组胺直径比值,皮肤指数反映点刺试验的反应强度	字符	阴性/1级/2级/3级/4级	/	核心	中华医学会呼吸病学分会哮喘学组,中国哮喘联盟.重症哮喘诊断与处理中国专家共识.中华结核和呼吸杂志,2017,40(11): 813-829.	A20190828ZZ
1097	体内试验	6	变应原皮肤点刺试验	6.1	1097	燕麦点刺试验	oats prick test	SI（皮肤指数）=燕麦变应原与组胺直径比值,皮肤指数反映点刺试验的反应强度	字符	阴性/1级/2级/3级/4级	/	核心	中华医学会呼吸病学分会哮喘学组,中国哮喘联盟.重症哮喘诊断与处理中国专家共识.中华结核和呼吸杂志,2017,40(11): 813-829.	A20190828ZZ
1098	体内试验	6	变应原皮肤点刺试验	6.1	1098	羽毛点刺试验	feather prick test	SI（皮肤指数）=羽毛变应原与组胺直径比值,皮肤指数反映点刺试验的反应强度	字符	阴性/1级/2级/3级/4级	/	核心	HEINZERLING L, MARI A, BERGMANN K C, et al. The skin prick test-European standards. Clin Transl Allergy, 2013, 3(1): 3.	A20190305XM

序号	一级类别名称	一级类别名称序号	二级类别名称	二级类别名称序号	数据元序号	中文名称	英文名称	定义	变量类型	值域	单位	数据等级	来源	版本号
1099	体内试验	6	变应原皮肤点刺试验	6.1	1099	鸭毛点刺试验	duck feather prick test	SI（皮肤指数）= 鸭毛变应原与组胺直径比值,皮肤指数反映点刺试验的反应强度	字符	阴性/1级/2级/3级/4级	/	核心	HEINZERLING L, MARI·A, BERGMANN K C, et al. The skin prick test-European standards. Clin Transl Allergy, 2013, 3（1）: 3.	A20190305XM
1100	体内试验	6	变应原皮肤点刺试验	6.1	1100	干草尘埃点刺试验	hay dust prick test	SI（皮肤指数）= 干草尘埃变应原与组胺直径比值,皮肤指数反映点刺试验的反应强度	字符	阴性/1级/2级/3级/4级	/	核心	HEINZERLING L, MARI A, BERGMANN K C, et al. The skin prick test-European standards. Clin Transl Allergy, 2013, 3（1）: 3.	A20190305XM
1101	体内试验	6	变应原皮肤点刺试验	6.1	1101	棉绒点刺试验	cotton lint prick test	SI（皮肤指数）= 棉绒变应原与组胺直径比值,皮肤指数反映点刺试验的反应强度	字符	阴性/1级/2级/3级/4级	/	核心	HEINZERLING L, MARI A, BERGMANN K C, et al. The skin prick test-European standards. Clin Transl Allergy, 2013, 3（1）: 3.	A20190305XM
1102	体内试验	6	变应原皮肤点刺试验	6.1	1102	丝绸点刺试验	silk prick test	SI（皮肤指数）= 丝绸变应原与组胺直径比值,皮肤指数反映点刺试验的反应强度	字符	阴性/1级/2级/3级/4级	/	核心	HEINZERLING L, MARI A, BERGMANN K C, et al. The skin prick test-European standards. Clin Transl Allergy, 2013, 3（1）: 3.	A20190305XM
1103	体内试验	6	变应原皮肤点刺试验	6.1	1103	乳胶点刺试验	latex prick test	SI（皮肤指数）= 乳胶变应原与组胺直径比值,皮肤指数反映点刺试验的反应强度	字符	阴性/1级/2级/3级/4级	/	核心	HEINZERLING L, MARI A, BERGMANN K C, et al. The skin prick test-European standards. Clin Transl Allergy, 2013, 3（1）: 3.	A20190305XM

序号	一级类别名称	一级类别名称序号	二级类别名称	二级类别名称序号	数据元序号	中文名称	英文名称	定义	变量类型	值域	单位	数据等级	来源	版本号
1104	体内试验	6	变应原皮肤点刺试验	6.1	1104	面包酵母点刺试验	baker's yeast prick test	SI(皮肤指数)=面包酵母变应原与组胺直径比值,皮肤指数反映点刺试验的反应强度	字符	阴性/1级/2级/3级/4级	/	核心	HEINZERLING L, MARI A, BERGMANN K C, et al. The skin prick test–European standards. Clin Transl Allergy, 2013, 3(1): 3.	A20190305XM
1105	体内试验	6	斑贴试验	6.2	1105	斑贴试验	patch test	将浸润有变应原的棉花、亚麻布或纸片贴于患者皮肤,24~48小时后观察局部反应。受试者是否进行了斑贴试验	字符	是/否	/	核心	全国科学技术名词审定委员会. 免疫学名词. 北京: 科学出版社, 2007.	A20190305XM
1106	体内试验	6	斑贴试验	6.2	1106	氯化钴斑贴试验	cobalt chloride patch test	判断患者是否对氯化钴变应原过敏,体现皮肤过敏反应程度	字符	阴性/可疑/弱阳性/阳性/强阳性	/	补充	KERAGALA B S D P, HERATH H M M T B, KERAGALA T S, et al. A seven–year retrospective analysis of patch test data in a cohort of patients with contact dermatitis in Sri Lanka. BMC Dermatol, 2019, 19(1): 10.	A20190305XM
1107	体内试验	6	斑贴试验	6.2	1107	硫氢基混合物斑贴试验	sulfur–hydrogen mixture patch test	判断患者是否对硫氢基混合物变应原过敏,体现皮肤过敏反应程度	字符	阴性/可疑/弱阳性/阳性/强阳性	/	补充	KERAGALA B S D P, HERATH H M M T B, KERAGALA T S, et al. A seven–year retrospective analysis of patch test data in a cohort of patients with contact dermatitis in Sri Lanka. BMC Dermatol, 2019, 19(1): 10.	A20190305XM

序号	一级类别名称	一级类别名称序号	二级类别名称	二级类别名称序号	数据元序号	中文名称	英文名称	定义	变量类型	值域	单位	数据等级	来源	版本号
1108	体内试验	6	斑贴试验	6.2	1108	咪唑烷基脲斑贴试验	imidazolidinyl urea patch test	判断患者是否对咪唑烷基脲变应原过敏,体现皮肤过敏反应程度	字符	阴性/可疑/弱阳性/阳性/强阳性	/	补充	KERAGALA B S D P, HERATH H M M T B, KERAGALA T S, et al. A seven-year retrospective analysis of patch test data in a cohort of patients with contact dermatitis in Sri Lanka. BMC Dermatol, 2019, 19(1): 10.	A20190305XM
1109	体内试验	6	斑贴试验	6.2	1109	对苯二胺基质斑贴试验	p-phenylenediamine matrix patch test	判断患者是否对对苯二胺基质变应原过敏,体现皮肤过敏反应程度	字符	阴性/可疑/弱阳性/阳性/强阳性	/	补充	KERAGALA B S D P, HERATH H M M T B, KERAGALA T S, et al. A seven-year retrospective analysis of patch test data in a cohort of patients with contact dermatitis in Sri Lanka. BMC Dermatol, 2019, 19(1): 10.	A20190305XM
1110	体内试验	6	斑贴试验	6.2	1110	N-环己基硫酰内酯斑贴试验	N-cyclohexylthio-phthalimide patch test	判断患者是否对N-环己基硫酰内酯变应原过敏,体现皮肤过敏反应程度	字符	阴性/可疑/弱阳性/阳性/强阳性	/	补充	KERAGALA B S D P, HERATH H M M T B, KERAGALA T S, et al. A seven-year retrospective analysis of patch test data in a cohort of patients with contact dermatitis in Sri Lanka. BMC Dermatol, 2019, 19(1): 10.	A20190305XM
1111	体内试验	6	斑贴试验	6.2	1111	重铬酸钾斑贴试验	potassium dichromate patch test	判断患者是否对重铬酸钾变应原过敏,体现皮肤过敏反应程度	字符	阴性/可疑/弱阳性/阳性/强阳性	/	补充	KERAGALA B S D P, HERATH H M M T B, KERAGALA T S, et al. A seven-year retrospective analysis of patch test data in a cohort of patients with contact dermatitis in Sri Lanka. BMC Dermatol, 2019, 19(1): 10.	A20190305XM

序号	一级类别名称	一级类别名称序号	二级类别名称	二级类别名称序号	数据元序号	中文名称	英文名称	定义	变量类型	值域	单位	数据等级	来源	版本号
1112	体内试验	6	斑贴试验	6.2	1112	亚乙基二胺斑贴试验	ethylenediamine dihydrochloride patch test	判断患者是否对亚乙基二胺变应原过敏,体现皮肤过敏反应程度	字符	阴性/可疑/弱阳性/阳性/强阳性	/	补充	KERAGALA B S D P, HERATH H M M T B, KERAGALA T S, et al. A seven-year retrospective analysis of patch test data in a cohort of patients with contact dermatitis in Sri Lanka. BMC Dermatol, 2019, 19(1): 10.	A20190305XM
1113	体内试验	6	斑贴试验	6.2	1113	松香斑贴试验	rosin patch test	判断患者是否对松香变应原过敏,体现皮肤过敏反应程度	字符	阴性/可疑/弱阳性/阳性/强阳性	/	补充	KERAGALA B S D P, HERATH H M M T B, KERAGALA T S, et al. A seven-year retrospective analysis of patch test data in a cohort of patients with contact dermatitis in Sri Lanka. BMC Dermatol, 2019, 19(1): 10.	A20190305XM
1114	体内试验	6	斑贴试验	6.2	1114	甲醛斑贴试验	formaldehyde patch test	判断患者是否对甲醛变应原过敏,体现皮肤过敏反应程度	字符	阴性/可疑/弱阳性/阳性/强阳性	/	补充	KERAGALA B S D P, HERATH H M M T B, KERAGALA T S, et al. A seven-year retrospective analysis of patch test data in a cohort of patients with contact dermatitis in Sri Lanka. BMC Dermatol, 2019, 19(1): 10.	A20190305XM
1115	体内试验	6	斑贴试验	6.2	1115	环氧树脂斑贴试验	epoxy resin patch test	判断患者是否对环氧树脂变应原过敏,体现皮肤过敏反应程度	字符	阴性/可疑/弱阳性/阳性/强阳性	/	补充	KERAGALA B S D P, HERATH H M M T B, KERAGALA T S, et al. A seven-year retrospective analysis of patch test data in a cohort of patients with contact dermatitis in Sri Lanka. BMC Dermatol, 2019, 19(1): 10.	A20190305XM

序号	一级类别名称	一级类别名称序号	二级类别名称	二级类别名称序号	数据元序号	中文名称	英文名称	定义	变量类型	值域	单位	数据等级	来源	版本号
1116	体内试验	6	斑贴试验	6.2	1116	溴硝丙醇斑贴试验	bronopol patch test	判断患者是否对溴硝丙醇变应原过敏,体现皮肤过敏反应程度	字符	阴性/可疑/弱阳性/阳性/强阳性	/	补充	KERAGALA B S D P, HERATH H M M T B, KERAGALA T S, et al. A seven-year retrospective analysis of patch test data in a cohort of patients with contact dermatitis in Sri Lanka. BMC Dermatol, 2019, 19(1): 10.	A20190305XM
1117	体内试验	6	斑贴试验	6.2	1117	秋兰姆混合物斑贴试验	thiuram mix patch test	判断患者是否对秋兰姆混合物变应原过敏,体现皮肤过敏反应程度	字符	阴性/可疑/弱阳性/阳性/强阳性	/	补充	KERAGALA B S D P, HERATH H M M T B, KERAGALA T S, et al. A seven-year retrospective analysis of patch test data in a cohort of patients with contact dermatitis in Sri Lanka. BMC Dermatol, 2019, 19(1): 10.	A20190305XM
1118	体内试验	6	斑贴试验	6.2	1118	对苯类斑贴试验	p-benzene patch test	判断患者是否对对苯类变应原过敏,体现皮肤过敏反应程度	字符	阴性/可疑/弱阳性/阳性/强阳性	/	补充	KERAGALA B S D P, HERATH H M M T B, KERAGALA T S, et al. A seven-year retrospective analysis of patch test data in a cohort of patients with contact dermatitis in Sri Lanka. BMC Dermatol, 2019, 19(1): 10.	A20190305XM
1119	体内试验	6	斑贴试验	6.2	1119	硫酸镍斑贴试验	nickel sulfate patch test	判断患者是否对硫酸镍变应原过敏,体现皮肤过敏反应程度	字符	阴性/可疑/弱阳性/阳性/强阳性	/	补充	KERAGALA B S D P, HERATH H M M T B, KERAGALA T S, et al. A seven-year retrospective analysis of patch test data in a cohort of patients with contact dermatitis in Sri Lanka. BMC Dermatol, 2019, 19(1): 10.	A20190305XM

序号	一级类别名称	一级类别名称序号	二级类别名称	二级类别名称序号	数据元序号	中文名称	英文名称	定义	变量类型	值域	单位	数据等级	来源	版本号
1120	体内试验	6	斑贴试验	6.2	1120	倍半萜烯内酯混合物斑贴试验	sesquiterpene lactone mix patch test	判断患者是否对倍半萜烯内酯混合物变应原过敏,体现皮肤过敏反应程度	字符	阴性/可疑/弱阳性/阳性/强阳性	/	补充	KERAGALA B S D P, HERATH H M M T B, KERAGALA T S, et al. A seven-year retrospective analysis of patch test data in a cohort of patients with contact dermatitis in Sri Lanka. BMC Dermatol, 2019, 19(1): 10.	A20190305XM
1121	体内试验	6	斑贴试验	6.2	1121	芳香混合物斑贴试验	aromatic mixture patch test	判断患者是否对芳香混合物变应原过敏,体现皮肤过敏反应程度	字符	阴性/可疑/弱阳性/阳性/强阳性	/	补充	KERAGALA B S D P, HERATH H M M T B, KERAGALA T S, et al. A seven-year retrospective analysis of patch test data in a cohort of patients with contact dermatitis in Sri Lanka. BMC Dermatol, 2019, 19(1): 10.	A20190305XM
1122	体内试验	6	斑贴试验	6.2	1122	异噻唑斑贴试验	isothiazole patch test	判断患者是否对异噻唑变应原过敏,体现皮肤过敏反应程度	字符	阴性/可疑/弱阳性/阳性/强阳性	/	补充	KERAGALA B S D P, HERATH H M M T B, KERAGALA T S, et al. A seven-year retrospective analysis of patch test data in a cohort of patients with contact dermatitis in Sri Lanka. BMC Dermatol, 2019, 19(1): 10.	A20190305XM
1123	体内试验	6	斑贴试验	6.2	1123	黑橡胶混合物斑贴试验	black rubber mixture patch test	判断患者是否对黑橡胶混合物变应原过敏,体现皮肤过敏反应程度	字符	阴性/可疑/弱阳性/阳性/强阳性	/	补充	KERAGALA B S D P, HERATH H M M T B, KERAGALA T S, et al. A seven-year retrospective analysis of patch test data in a cohort of patients with contact dermatitis in Sri Lanka. BMC Dermatol, 2019, 19(1): 10.	A20190305XM

序号	一级类别名称	一级类别名称序号	二级类别名称	二级类别名称序号	数据元序号	中文名称	英文名称	定义	变量类型	值域	单位	数据等级	来源	版本号
1124	体内试验	6	斑贴试验	6.2	1124	卡巴混合物斑贴试验	carba mix patch test	判断患者是否对卡巴混合物变应原过敏,体现皮肤过敏反应程度	字符	阴性/可疑/弱阳性/阳性/强阳性	/	补充	KERAGALA B S D P, HERATH H M M T B, KERAGALA T S, et al. A seven-year retrospective analysis of patch test data in a cohort of patients with contact dermatitis in Sri Lanka. BMC Dermatol, 2019, 19(1): 10.	A20190305XM
1125	体外实验	7	变应原IgE检测	7.1	1125	总IgE检测	total IgE test	受试者体内总IgE水平	数值	/	kU/L	核心	Global Initiative for Asthma. Global Strategy for Asthma Management and Prevention, 2019. https://ginasthma.org.	A20190305XM
1126	体外实验	7	变应原IgE检测	7.1	1126	屋尘螨IgE检测	house dust mite IgE test	受试者体内屋尘螨特异性IgE水平	数值	/	kU/L	核心	Global Initiative for Asthma. Global Strategy for Asthma Management and Prevention, 2019. https://ginasthma.org.	A20190305XM
1127	体外实验	7	变应原IgE检测	7.1	1127	粉尘螨IgE检测	*Dermatophagoides farinae* IgE test	受试者体内粉尘螨特异性IgE水平	数值	/	kU/L	核心	Global Initiative for Asthma. Global Strategy for Asthma Management and Prevention, 2019. https://ginasthma.org.	A20190305XM
1128	体外实验	7	变应原IgE检测	7.1	1128	热带螨IgE检测	tropical mites IgE test	受试者体内热带螨特异性IgE水平	数值	/	kU/L	核心	Global Initiative for Asthma. Global Strategy for Asthma Management and Prevention, 2019. https://ginasthma.org.	A20190305XM

序号	一级类别名称	一级类别名称序号	二级类别名称	二级类别名称序号	数据元序号	中文名称	英文名称	定义	变量类型	值域	单位	数据等级	来源	版本号
1129	体外实验	7	变应原IgE检测	7.1	1129	猫毛IgE检测	cat hairs IgE test	受试者体内猫毛特异性IgE水平	数值	/	kU/L	核心	Global Initiative for Asthma. Global Strategy for Asthma Management and Prevention, 2019. https://ginasthma.org.	A20190305XM
1130	体外实验	7	变应原IgE检测	7.1	1130	狗毛IgE检测	dog hairs IgE test	受试者体内狗毛特异性IgE水平	数值	/	kU/L	核心	Global Initiative for Asthma. Global Strategy for Asthma Management and Prevention, 2019. https://ginasthma.org.	A20190305XM
1131	体外实验	7	变应原IgE检测	7.1	1131	蟑螂IgE检测	cockroach IgE test	受试者体内蟑螂特异性IgE水平	数值	/	kU/L	核心	Global Initiative for Asthma. Global Strategy for Asthma Management and Prevention, 2019. https://ginasthma.org.	A20190305XM
1132	体外实验	7	变应原IgE检测	7.1	1132	虾IgE检测	shrimp IgE test	受试者体内虾特异性IgE水平	数值	/	kU/L	核心	Global Initiative for Asthma. Global Strategy for Asthma Management and Prevention, 2019. https://ginasthma.org.	A20190305XM
1133	体外实验	7	变应原IgE检测	7.1	1133	蟹IgE检测	crab IgE test	受试者体内蟹特异性IgE水平	数值	/	kU/L	核心	Global Initiative for Asthma. Global Strategy for Asthma Management and Prevention, 2019. https://ginasthma.org.	A20190305XM
1134	体外实验	7	变应原IgE检测	7.1	1134	蛋清蛋白IgE检测	egg-white protein IgE test	受试者体内蛋清蛋白成分特异性IgE水平	数值	/	kU/L	核心	Global Initiative for Asthma. Global Strategy for Asthma Management and Prevention, 2019. https://ginasthma.org.	A20190305XM

序号	一级类别名称	一级类别名称序号	二级类别名称	二级类别名称序号	数据元序号	中文名称	英文名称	定义	变量类型	值域	单位	数据等级	来源	版本号
1135	体外实验	7	变应原IgE检测	7.1	1135	鸡蛋黄IgE检测	egg-yolk yellow IgE test	受试者体内鸡蛋黄特异性IgE水平	数值	/	kU/L	核心	Global Initiative for Asthma. Global Strategy for Asthma Management and Prevention，2019. https://ginasthma. org.	A20190305XM
1136	体外实验	7	变应原IgE检测	7.1	1136	大米IgE检测	rice IgE test	受试者体内大米特异性IgE水平	数值	/	kU/L	核心	Global Initiative for Asthma. Global Strategy for Asthma Management and Prevention，2019. https://ginasthma. org.	A20190305XM
1137	体外实验	7	变应原IgE检测	7.1	1137	小麦IgE检测	wheat IgE test	受试者体内小麦特异性IgE水平	数值	/	kU/L	核心	Global Initiative for Asthma. Global Strategy for Asthma Management and Prevention，2019. https://ginasthma. org.	A20190305XM
1138	体外实验	7	变应原IgE检测	7.1	1138	曲霉IgE检测	*Aspergillus* IgE test	受试者体内曲霉特异性IgE水平	数值	/	kU/L	核心	Global Initiative for Asthma. Global Strategy for Asthma Management and Prevention，2019. https://ginasthma. org.	A20190305XM
1139	体外实验	7	变应原IgE检测	7.1	1139	链格孢IgE检测	*Alternaria alternata* IgE test	受试者体内链格孢特异性IgE水平	数值	/	kU/L	核心	Global Initiative for Asthma. Global Strategy for Asthma Management and Prevention，2019. https://ginasthma. org.	A20190305XM
1140	体外实验	7	变应原IgE检测	7.1	1140	艾蒿IgE检测	*Artemisia argyi* IgE test	受试者体内艾蒿特异性IgE水平	数值	/	kU/L	核心	Global Initiative for Asthma. Global Strategy for Asthma Management and Prevention，2019. https://ginasthma. org.	A20190305XM

序号	一级类别名称	一级类别名称序号	二级类别名称	二级类别名称序号	数据元序号	中文名称	英文名称	定义	变量类型	值域	单位	数据等级	来源	版本号
1141	体外实验	7	变应原IgE检测	7.1	1141	豚草IgE检测	ragweed IgE test	受试者体内豚草特异性IgE水平	数值	/	kU/L	核心	Global Initiative for Asthma. Global Strategy for Asthma Management and Prevention，2019. https：//ginasthma. org.	A20190305XM
1142	体外实验	7	变应原IgE检测	7.1	1142	牛奶IgE检测	milk IgE test	受试者体内牛奶特异性IgE水平	数值	/	kU/L	核心	Global Initiative for Asthma. Global Strategy for Asthma Management and Prevention，2019. https：//ginasthma. org.	A20190305XM
1143	体外实验	7	变应原IgE检测	7.1	1143	花生IgE检测	peanut IgE test	受试者体内花生特异性IgE水平	数值	/	kU/L	核心	Global Initiative for Asthma. Global Strategy for Asthma Management and Prevention，2019. https：//ginasthma. org.	A20190305XM
1144	体外实验	7	变应原IgE检测	7.1	1144	大豆IgE检测	soybean IgE test	受试者体内大豆特异性IgE水平	数值	/	kU/L	核心	Global Initiative for Asthma. Global Strategy for Asthma Management and Prevention，2019. https：//ginasthma. org.	A20190305XM
1145	体外实验	7	变应原IgE检测	7.1	1145	芝麻IgE检测	sesame IgE test	受试者体内芝麻特异性IgE水平	数值	/	kU/L	核心	Global Initiative for Asthma. Global Strategy for Asthma Management and Prevention，2019. https：//ginasthma. org.	A20190305XM
1146	体外实验	7	变应原IgE检测	7.1	1146	谷类IgE检测	cereal crop IgE test	受试者体内谷类特异性IgE水平	数值	/	kU/L	核心	Global Initiative for Asthma. Global Strategy for Asthma Management and Prevention，2019. https：//ginasthma. org.	A20190305XM

序号	一级类别名称	一级类别名称序号	二级类别名称	二级类别名称序号	数据元序号	中文名称	英文名称	定义	变量类型	值域	单位	数据等级	来源	版本号
1147	体外实验	7	变应原IgE检测	7.1	1147	鱼IgE检测	fish IgE test	受试者体内鱼特异性IgE水平	数值	/	kU/L	核心	Global Initiative for Asthma. Global Strategy for Asthma Management and Prevention, 2019. https://ginasthma.org.	A20190305XM
1148	体外实验	7	变应原IgG检测	7.2	1148	牛奶IgG检测	milk IgG test	受试者体内牛奶特异性IgG水平	数值	/	kU/L	补充	Global Initiative for Asthma. Global Strategy for Asthma Management and Prevention, 2019. https://ginasthma.org.	A20190305XM
1149	体外实验	7	变应原IgG检测	7.2	1149	鸡蛋清IgG检测	egg-white IgG test	受试者体内鸡蛋清特异性IgG水平	数值	/	kU/L	补充	Global Initiative for Asthma. Global Strategy for Asthma Management and Prevention, 2019. https://ginasthma.org.	A20190305XM
1150	体外实验	7	变应原IgG检测	7.2	1150	鸡蛋黄IgG检测	egg-yolk yellow IgG test	受试者体内鸡蛋黄特异性IgG水平	数值	/	kU/L	补充	Global Initiative for Asthma. Global Strategy for Asthma Management and Prevention, 2019. https://ginasthma.org.	A20190305XM
1151	体外实验	7	变应原IgG检测	7.2	1151	鳕鱼IgG检测	cod IgG test	受试者体内鳕鱼特异性IgG水平	数值	/	kU/L	补充	Global Initiative for Asthma. Global Strategy for Asthma Management and Prevention, 2019. https://ginasthma.org.	A20190305XM
1152	体外实验	7	变应原IgG检测	7.2	1152	金枪鱼IgG检测	tunas IgG test	受试者体内金枪鱼特异性IgG水平	数值	/	kU/L	补充	Global Initiative for Asthma. Global Strategy for Asthma Management and Prevention, 2019. https://ginasthma.org.	A20190305XM

序号	一级类别名称	一级类别名称序号	二级类别名称	二级类别名称序号	数据元序号	中文名称	英文名称	定义	变量类型	值域	单位	数据等级	来源	版本号
1153	体外实验	7	变应原IgG检测	7.2	1153	带子IgG检测	tape IgG test	受试者体内带子特异性IgG水平	数值	/	kU/L	补充	Global Initiative for Asthma. Global Strategy for Asthma Management and Prevention, 2019. https://ginasthma.org.	A20190305XM
1154	体外实验	7	变应原IgG检测	7.2	1154	蟹肉IgG检测	crab meat IgG test	受试者体内蟹肉特异性IgG水平	数值	/	kU/L	补充	Global Initiative for Asthma. Global Strategy for Asthma Management and Prevention, 2019. https://ginasthma.org.	A20190305XM
1155	体外实验	7	变应原IgG检测	7.2	1155	虾IgG检测	shrimp IgG test	受试者体内虾特异性IgG水平	数值	/	kU/L	补充	Global Initiative for Asthma. Global Strategy for Asthma Management and Prevention, 2019. https://ginasthma.org.	A20190305XM
1156	体外实验	7	变应原IgG检测	7.2	1156	蚌类IgG检测	mussels IgG test	受试者体内蚌类特异性IgG水平	数值	/	kU/L	补充	Global Initiative for Asthma. Global Strategy for Asthma Management and Prevention, 2019. https://ginasthma.org.	A20190305XM
1157	体外实验	7	变应原IgG检测	7.2	1157	鲤鱼IgG检测	carp IgG test	受试者体内鲤鱼特异性IgG水平	数值	/	kU/L	补充	Global Initiative for Asthma. Global Strategy for Asthma Management and Prevention, 2019. https://ginasthma.org.	A20190305XM
1158	体外实验	7	变应原IgG检测	7.2	1158	鲶鱼IgG检测	catfish IgG test	受试者体内鲶鱼特异性IgG水平	数值	/	kU/L	补充	Global Initiative for Asthma. Global Strategy for Asthma Management and Prevention, 2019. https://ginasthma.org.	A20190305XM

序号	一级类别名称	一级类别名称序号	二级类别名称	二级类别名称序号	数据元序号	中文名称	英文名称	定义	变量类型	值域	单位	数据等级	来源	版本号
1159	体外实验	7	变应原IgG检测	7.2	1159	羊肉IgG检测	mutton IgG test	受试者体内羊肉特异性IgG水平	数值	/	kU/L	补充	Global Initiative for Asthma. Global Strategy for Asthma Management and Prevention, 2019. https://ginasthma.org.	A20190305XM
1160	体外实验	7	变应原IgG检测	7.2	1160	牛肉IgG检测	beef IgG test	受试者体内牛肉特异性IgG水平	数值	/	kU/L	补充	Global Initiative for Asthma. Global Strategy for Asthma Management and Prevention, 2019. https://ginasthma.org.	A20190305XM
1161	体外实验	7	变应原IgG检测	7.2	1161	凤梨IgG检测	pineapple IgG test	受试者体内凤梨特异性IgG水平	数值	/	kU/L	补充	Global Initiative for Asthma. Global Strategy for Asthma Management and Prevention, 2019. https://ginasthma.org.	A20190305XM
1162	体外实验	7	变应原IgG检测	7.2	1162	芒果IgG检测	mango IgG test	受试者体内芒果特异性IgG水平	数值	/	kU/L	补充	Global Initiative for Asthma. Global Strategy for Asthma Management and Prevention, 2019. https://ginasthma.org.	A20190305XM
1163	体外实验	7	变应原IgG检测	7.2	1163	桃子IgG检测	peach IgG test	受试者体内桃子特异性IgG水平	数值	/	kU/L	补充	Global Initiative for Asthma. Global Strategy for Asthma Management and Prevention, 2019. https://ginasthma.org.	A20190305XM
1164	体外实验	7	变应原IgG检测	7.2	1164	草莓IgG检测	strawberry IgG test	受试者体内草莓特异性IgG水平	数值	/	kU/L	补充	Global Initiative for Asthma. Global Strategy for Asthma Management and Prevention, 2019. https://ginasthma.org.	A20190305XM

序号	一级类别名称	一级类别名称序号	二级类别名称	二级类别名称序号	数据元序号	中文名称	英文名称	定义	变量类型	值域	单位	数据等级	来源	版本号
1165	体外实验	7	变应原IgG检测	7.2	1165	葡萄IgG检测	grape IgG test	受试者体内葡萄特异性IgG水平	数值	/	kU/L	补充	Global Initiative for Asthma. Global Strategy for Asthma Management and Prevention, 2019. https://ginasthma.org.	A20190305XM
1166	体外实验	7	变应原IgG检测	7.2	1166	苹果IgG检测	apple IgG test	受试者体内苹果特异性IgG水平	数值	/	kU/L	补充	Global Initiative for Asthma. Global Strategy for Asthma Management and Prevention, 2019. https://ginasthma.org.	A20190305XM
1167	体外实验	7	变应原IgG检测	7.2	1167	橙子IgG检测	orange IgG test	受试者体内橙子特异性IgG水平	数值	/	kU/L	补充	Global Initiative for Asthma. Global Strategy for Asthma Management and Prevention, 2019. https://ginasthma.org.	A20190305XM
1168	体外实验	7	变应原IgG检测	7.2	1168	香蕉IgG检测	banana IgG test	受试者体内香蕉特异性IgG水平	数值	/	kU/L	补充	Global Initiative for Asthma. Global Strategy for Asthma Management and Prevention, 2019. https://ginasthma.org.	A20190305XM
1169	体外实验	7	变应原IgG检测	7.2	1169	柑橘IgG检测	citrus IgG test	受试者体内柑橘特异性IgG水平	数值	/	kU/L	补充	Global Initiative for Asthma. Global Strategy for Asthma Management and Prevention, 2019. https://ginasthma.org.	A20190305XM
1170	体外实验	7	变应原IgG检测	7.2	1170	可可IgG检测	cocoa IgG test	受试者体内可可特异性IgG水平	数值	/	kU/L	补充	Global Initiative for Asthma. Global Strategy for Asthma Management and Prevention, 2019. https://ginasthma.org.	A20190305XM

序号	一级类别名称	一级类别名称序号	二级类别名称	二级类别名称序号	数据元序号	中文名称	英文名称	定义	变量类型	值域	单位	数据等级	来源	版本号
1171	体外实验	7	变应原IgG检测	7.2	1171	肉桂IgG检测	cinnamon IgG test	受试者体内肉桂特异性IgG水平	数值	/	kU/L	补充	Global Initiative for Asthma. Global Strategy for Asthma Management and Prevention, 2019. https：//ginasthma. org.	A20190305XM
1172	体外实验	7	变应原IgG检测	7.2	1172	花生IgG检测	peanut IgG test	受试者体内花生特异性IgG水平	数值	/	kU/L	补充	Global Initiative for Asthma. Global Strategy for Asthma Management and Prevention, 2019. https：//ginasthma. org.	A20190305XM
1173	体外实验	7	变应原IgG检测	7.2	1173	核桃IgG检测	walnut IgG test	受试者体内核桃特异性IgG水平	数值	/	kU/L	补充	Global Initiative for Asthma. Global Strategy for Asthma Management and Prevention, 2019. https：//ginasthma. org.	A20190305XM
1174	体外实验	7	变应原IgG检测	7.2	1174	腰果IgG检测	cashew IgG test	受试者体内腰果特异性IgG水平	数值	/	kU/L	补充	Global Initiative for Asthma. Global Strategy for Asthma Management and Prevention, 2019. https：//ginasthma. org.	A20190305XM
1175	体外实验	7	变应原IgG检测	7.2	1175	土豆IgG检测	potato IgG test	受试者体内土豆特异性IgG水平	数值	/	kU/L	补充	Global Initiative for Asthma. Global Strategy for Asthma Management and Prevention, 2019. https：//ginasthma. org.	A20190305XM
1176	体外实验	7	变应原IgG检测	7.2	1176	芹菜IgG检测	celery IgG test	受试者体内芹菜特异性IgG水平	数值	/	kU/L	补充	Global Initiative for Asthma. Global Strategy for Asthma Management and Prevention, 2019. https：//ginasthma. org.	A20190305XM

序号	一级类别名称	一级类别名称序号	二级类别名称	二级类别名称序号	数据元序号	中文名称	英文名称	定义	变量类型	值域	单位	数据等级	来源	版本号
1177	体外实验	7	变应原IgG检测	7.2	1177	菠菜IgG检测	spinach IgG test	受试者体内菠菜特异性IgG水平	数值	/	kU/L	补充	Global Initiative for Asthma. Global Strategy for Asthma Management and Prevention, 2019. https://ginasthma.org.	A20190305XM
1178	体外实验	7	变应原IgG检测	7.2	1178	黄豆IgG检测	soybean IgG test	受试者体内黄豆特异性IgG水平	数值	/	kU/L	补充	Global Initiative for Asthma. Global Strategy for Asthma Management and Prevention, 2019. https://ginasthma.org.	A20190305XM
1179	体外实验	7	变应原IgG检测	7.2	1179	辣椒IgG检测	pepper IgG test	受试者体内辣椒特异性IgG水平	数值	/	kU/L	补充	Global Initiative for Asthma. Global Strategy for Asthma Management and Prevention, 2019. https://ginasthma.org.	A20190305XM
1180	体外实验	7	变应原IgG检测	7.2	1180	茄子IgG检测	eggplant IgG test	受试者体内茄子特异性IgG水平	数值	/	kU/L	补充	Global Initiative for Asthma. Global Strategy for Asthma Management and Prevention, 2019. https://ginasthma.org.	A20190305XM
1181	体外实验	7	变应原IgG检测	7.2	1181	黑胡椒IgG检测	black pepper IgG test	受试者体内黑胡椒特异性IgG水平	数值	/	kU/L	补充	Global Initiative for Asthma. Global Strategy for Asthma Management and Prevention, 2019. https://ginasthma.org.	A20190305XM
1182	体外实验	7	变应原IgG检测	7.2	1182	大米IgG检测	rice IgG test	受试者体内大米特异性IgG水平	数值	/	kU/L	补充	Global Initiative for Asthma. Global Strategy for Asthma Management and Prevention, 2019. https://ginasthma.org.	A20190305XM

序号	一级类别名称	一级类别名称序号	二级类别名称	二级类别名称序号	数据元序号	中文名称	英文名称	定义	变量类型	值域	单位	数据等级	来源	版本号
1183	体外实验	7	变应原IgG检测	7.2	1183	玉米IgG检测	corn IgG test	受试者体内玉米特异性IgG水平	数值	/	kU/L	补充	Global Initiative for Asthma. Global Strategy for Asthma Management and Prevention, 2019. https://ginasthma.org.	A20190305XM
1184	体外实验	7	变应原IgG检测	7.2	1184	小麦IgG检测	wheat IgG test	受试者体内小麦特异性IgG水平	数值	/	kU/L	补充	Global Initiative for Asthma. Global Strategy for Asthma Management and Prevention, 2019. https://ginasthma.org.	A20190305XM
1185	体外实验	7	变应原IgG检测	7.2	1185	屋尘螨IgG检测	house dust mite IgG test	受试者体内屋尘螨特异性IgG水平	数值	/	kU/L	补充	Global Initiative for Asthma. Global Strategy for Asthma Management and Prevention, 2019. https://ginasthma.org.	A20190305XM
1186	体外实验	7	变应原IgG检测	7.2	1186	粉尘螨IgG检测	*Dermatophagoides farinae* IgG test	受试者体内粉尘螨特异性IgG水平	数值	/	kU/L	补充	Global Initiative for Asthma. Global Strategy for Asthma Management and Prevention, 2019. https://ginasthma.org.	A20190305XM
1187	医学诊断	8	哮喘的诊断	8.1	1187	支气管哮喘（简称哮喘）	asthma	由多种细胞包括气道的炎性细胞和结构细胞及细胞组分参与的气道慢性炎症性疾病	字符	是/否	/	核心	中华医学会呼吸病学分会哮喘学组，中国哮喘联盟.重症哮喘诊断与处理中国专家共识.中华结核和呼吸杂志，2017，40（11）：813-829.	A20190218XM

序号	一级类别名称	一级类别名称序号	二级类别名称	二级类别名称序号	数据元序号	中文名称	英文名称	定义	变量类型	值域	单位	数据等级	来源	版本号
1188	医学诊断	8	哮喘的诊断	8.1	1188	咳嗽变异性哮喘	cough variant asthma	咳嗽作为唯一或主要症状,无喘息、气急等典型哮喘的症状和体征,同时具备可变气流受限客观检查中的任一条,除外其他疾病所引起的咳嗽	字符	是/否	/	核心	中华医学会呼吸病学分会哮喘学组,中国哮喘联盟.重症哮喘诊断与处理中国专家共识.中华结核和呼吸杂志,2017,40(11):813-829.	A20190218XM
1189	医学诊断	8	哮喘的诊断	8.1	1189	胸闷变异性哮喘	chest tightness variant asthma	胸闷作为唯一或主要症状,无喘息、气急等典型哮喘的症状和体征,同时具备可变气流受限客观检查中的任一条,除外其他疾病所引起的胸闷	字符	是/否	/	核心	中华医学会呼吸病学分会哮喘学组,中国哮喘联盟.重症哮喘诊断与处理中国专家共识.中华结核和呼吸杂志,2017,40(11):813-829.	A20190218XM
1190	医学诊断	8	哮喘的诊断	8.1	1190	隐匿性哮喘	occult asthma	指无反复发作喘息、气急、胸闷或咳嗽的表现,但长期存在气道反应性增高。随访发现有14%~58%的无症状气道反应性增高者可发展为有症状的哮喘	字符	是/否	/	核心	中华医学会呼吸病学分会哮喘学组,中国哮喘联盟.重症哮喘诊断与处理中国专家共识.中华结核和呼吸杂志,2017,40(11):813-829.	A20190218XM

序号	一级类别名称	一级类别名称序号	二级类别名称	二级类别名称序号	数据元序号	中文名称	英文名称	定义	变量类型	值域	单位	数据等级	来源	版本号
1191	医学诊断	8	哮喘的诊断	8.1	1191	早发变应性哮喘	premature allergic asthma	临床特征表现为儿童、早发起病,变应性疾病病史及家族史,皮肤点刺试验阳性,Th2炎症因子、诱导痰嗜酸性粒细胞、呼出气一氧化氮(FeNO)、血清总IgE及骨膜蛋白水平升高	字符	是/否	/	核心	中华医学会呼吸病学分会哮喘学组,中国哮喘联盟.重症哮喘诊断与处理中国专家共识.中华结核和呼吸杂志,2017,40(11):813-829.	A20190828ZZ
1192	医学诊断	8	哮喘的诊断	8.1	1192	晚发持续嗜酸性粒细胞炎症性哮喘	late-onset persistent eosinophile inflammation asthma	临床特征表现为成人、晚发起病,起病时往往病情严重,IL-5、IL-3、FeNO等水平可有升高	字符	是/否	/	核心	中华医学会呼吸病学分会哮喘学组,中国哮喘联盟.重症哮喘诊断与处理中国专家共识.中华结核和呼吸杂志,2017,40(11):813-829.	A20190828ZZ
1193	医学诊断	8	哮喘的诊断	8.1	1193	频繁急性发作性哮喘	asthma with frequent acute exacerbations	临床特征表现为更差的哮喘控制水平、更低的生活质量,高FeNO、痰嗜酸性粒细胞水平,更快的肺功能减损	字符	是/否	/	核心	中华医学会呼吸病学分会哮喘学组,中国哮喘联盟.重症哮喘诊断与处理中国专家共识.中华结核和呼吸杂志,2017,40(11):813-829.	A20190828ZZ

序号	一级类别名称	一级类别名称序号	二级类别名称	二级类别名称序号	数据元序号	中文名称	英文名称	定义	变量类型	值域	单位	数据等级	来源	版本号
1194	医学诊断	8	哮喘的诊断	8.1	1194	持续气流受限性哮喘	asthma with continuous airflow limitation	临床特征为第1秒用力呼气容积（FEV_1）基线水平低，慢性黏膜高分泌状态，持续的血、痰嗜酸性粒细胞炎症频发急性加重而缺乏吸入性糖皮质激素（ICS）治疗	字符	是/否	/	核心	中华医学会呼吸病学分会哮喘学组，中国哮喘联盟．重症哮喘诊断与处理中国专家共识．中华结核和呼吸杂志，2017，40（11）：813-829．	A20190828ZZ
1195	医学诊断	8	哮喘的诊断	8.1	1195	肥胖相关性哮喘	obesity-related asthma	临床特征为用力肺活量（FVC）下降，更容易合并湿疹、胃食管反流，少有鼻息肉病史，血清总 IgE 下降	字符	是/否	/	核心	中华医学会呼吸病学分会哮喘学组，中国哮喘联盟．重症哮喘诊断与处理中国专家共识．中华结核和呼吸杂志，2017，40（11）：813-829．	A20190828ZZ
1196	医学诊断	8	哮喘的诊断	8.1	1196	哮喘的分期	stage of asthma	哮喘患者的患病临床表现分期	字符	急性发作期/慢性持续期/临床缓解期	/	核心	中华医学会呼吸病学分会哮喘学组．支气管哮喘防治指南（2016年版）．中华结核和呼吸杂志，2016，39（9）：675-697．	A20190218XM
1197	医学诊断	8	哮喘的诊断	8.1	1197	哮喘急性发作时病情严重程度分级	classification of acute asthma	哮喘患者在急性发作时严重程度分级	字符	轻度/中度/重度/危重	/	核心	中华医学会呼吸病学分会哮喘学组．支气管哮喘防治指南（2016年版）．中华结核和呼吸杂志，2016，39（9）：675-697．	A20190218XM

序号	一级类别名称	一级类别名称序号	二级类别名称	二级类别名称序号	数据元序号	中文名称	英文名称	定义	变量类型	值域	单位	数据等级	来源	版本号
1198	医学诊断	8	哮喘的诊断	8.1	1198	哮喘严重程度分级	classification of asthma	哮喘严重程度分级,按照哮喘控制水平分级	字符	轻度/中度/重度	/	核心	中华医学会呼吸病学分会哮喘学组.支气管哮喘防治指南(2016年版).中华结核和呼吸杂志,2016,39(9):675-697.	A20190218XM
1199	医学诊断	8	哮喘的诊断	8.1	1199	重症哮喘	severe asthma	在过去的一年中,需要使用全球哮喘防治创议(GINA)建议的第4级或第5级哮喘药物治疗,才能够维持控制或即使在上述治疗下仍表现为"未控制"哮喘	字符	是/否	/	核心	中华医学会呼吸病学分会哮喘学组,中国哮喘联盟.重症哮喘诊断与处理中国专家共识.中华结核和呼吸杂志,2017,40(11):813-829.	A20190827ZZ
1200	医学诊断	8	哮喘的诊断	8.1	1200	哮喘临床控制水平	classification of asthma control	评估哮喘患者临床控制水平的分级	字符	良好控制/部分控制/未控制	/	核心	中华医学会呼吸病学分会哮喘学组.支气管哮喘防治指南(2016年版).中华结核和呼吸杂志,2016,39(9):675-697.	A20190218XM
1201	医学诊断	8	哮喘的诊断	8.1	1201	哮喘患病年长	years of suffering from asthma	哮喘患病年限为几年	数值	/	年	核心	中华医学会呼吸病学分会哮喘学组.支气管哮喘防治指南(2016年版).中华结核和呼吸杂志,2016,39(9):675-697.	A20190218XM

序号	一级类别名称	一级类别名称序号	二级类别名称	二级类别名称序号	数据元序号	中文名称	英文名称	定义	变量类型	值域	单位	数据等级	来源	版本号
1202	医学诊断	8	呼吸系统合并症	8.2	1202	变应性鼻炎	allergic rhinitis	又称过敏性鼻炎，为身体对某些变应原敏感性增高而呈现以鼻黏膜病变为主的一种异常反应，常伴变应性鼻窦炎	字符	是／否	／	补充	孙虹，张罗．耳鼻咽喉头颈外科学．9版．北京：人民卫生出版社，2018．	A20190218XM
1203	医学诊断	8	消化系统疾病	8.3	1203	食物过敏	food allergy	由食物作为变应原引起的过敏反应	字符	是／否	／	补充	SICHERER S H, SAMPSON H A. Food allergy: Epidemiology, pathogenesis, diagnosis, and treatment. J Allergy Clin Immunol, 2014, 133（2）: 291-307.	A20190218XM
1204	医学诊断	8	神经系统疾病	8.4	1204	变应性眼结膜炎	allergic eye conjunctivitis	由于眼部组织对变应原产生超敏反应所引起的炎症	字符	是／否	／	补充	孙虹，张罗．耳鼻咽喉头颈外科学．9版．北京：人民卫生出版社，2018．	A20190218XM
1205	医学诊断	8	皮肤性疾病	8.5	1205	变应性皮炎	other dermatitis	又称过敏性接触性皮炎，是由于接触致敏物质所致，属于迟发型超敏反应（细胞免疫）	字符	是／否	／	补充	张学军，郑捷．皮肤性病学．9版．北京：人民卫生出版社，2013．	A20190218XM
1206	评估量表	9	评价量表	9.1	1206	哮喘控制测试评分表	asthma control test （ACT）	哮喘控制测试评分表是监测和评估哮喘病情的有效工具	数值	0~25	分	补充	中华医学会呼吸病学分会哮喘学组，中国哮喘联盟．重症哮喘诊断与处理中国专家共识．中华结核和呼吸杂志，2017，40（11）: 813-829.	A20190828ZZ

序号	一级类别名称	一级类别名称序号	二级类别名称	二级类别名称序号	数据元序号	中文名称	英文名称	定义	变量类型	值域	单位	数据等级	来源	版本号
1207	治疗相关	10	哮喘治疗	10.1	1207	哮喘治疗方法	asthma treatment method	哮喘治疗方法的种类	字符	特异性免疫治疗/生物靶向治疗/热成形术/药物治疗/其他	kU/L	补充	中华医学会呼吸病学分会哮喘学组,中国哮喘联盟.重症哮喘诊断与处理中国专家共识.中华结核和呼吸杂志,2017,40(11):813-829.	A20190828ZZ
1208	治疗相关	10	哮喘治疗药物	10.2	1208	糖皮质激素	glucocorticoid	主要有抗炎、抗过敏、抗休克和抑制免疫反应等多种药理作用	字符	吸入性糖皮质激素(ICS)/口服激素/肌内注射长效激素/静脉用激素/其他	kU/L	补充	中华医学会呼吸病学分会哮喘学组,中国哮喘联盟.重症哮喘诊断与处理中国专家共识.中华结核和呼吸杂志,2017,40(11):813-829.	A20190828ZZ
1209	治疗相关	10	哮喘治疗药物	10.2	1209	茶碱	theophylline	茶碱的药理作用极为广泛,除舒张支气管平滑肌外,尚有兴奋呼吸中枢、增强膈肌收缩力、强心利尿和降低肺血管张力及减少肺血管渗出作用	字符	氨茶碱/胆茶碱/二羟丙茶碱/羟丙茶碱/多索茶碱/恩丙茶碱/茶碱缓释或控释剂	kU/L	补充	中华医学会呼吸病学分会哮喘学组,中国哮喘联盟.重症哮喘诊断与处理中国专家共识.中华结核和呼吸杂志,2017,40(11):813-829.	A20190828ZZ
1210	治疗相关	10	哮喘治疗药物	10.2	1210	白三烯调节剂	leukotriene(LT)	通过表达在细胞膜上的白三烯受体发挥生物效应	字符	异丁司特/吡嘧司特/齐留通/孟鲁司特	kU/L	补充	中华医学会呼吸病学分会哮喘学组,中国哮喘联盟.重症哮喘诊断与处理中国专家共识.中华结核和呼吸杂志,2017,40(11):813-829.	A20190828ZZ

序号	一级类别名称	一级类别名称序号	二级类别名称	二级类别名称序号	数据元序号	中文名称	英文名称	定义	变量类型	值域	单位	数据等级	来源	版本号
1211	治疗相关	10	哮喘治疗药物	10.2	1211	免疫抑制剂	immunosuppressive agents	通过抑制细胞及体液免疫反应,而使组织损伤得以减轻的化学或生物物质	字符	甲氨蝶呤/静脉注射免疫球蛋白/秋水仙碱/羟氯喹/氨苯砜/环孢素	kU/L	补充	中华医学会呼吸病学分会哮喘学组,中国哮喘联盟.重症哮喘诊断与处理中国专家共识.中华结核和呼吸杂志,2017,40(11):813-829.	A20190828ZZ
1212	治疗相关	10	哮喘治疗药物	10.2	1212	生物靶向药物	biological target drug	被赋予了靶向能力的药物或其制剂。其目的是使药物或其载体能瞄准特定的病变部位,并在目标部位蓄积或释放有效成分	字符	抗IgE单抗/抗IL-5单抗/抗IL-13、IL-4单抗/抗IL-4受体单抗	kU/L	补充	中华医学会呼吸病学分会哮喘学组,中国哮喘联盟.重症哮喘诊断与处理中国专家共识.中华结核和呼吸杂志,2017,40(11):813-829.	A20190828ZZ

三、支气管扩张（含重症）

包括现病史、支气管扩张急性加重病史、其他个人史、家庭情况、实验室检验、其他临床辅助检查、医学诊断、评估量表相关的数据元。

序号	一级类别名称	一级类别名称序号	二级类别名称	二级类别名称序号	数据元序号	中文名称	英文名称	定义	变量类型	值域	单位	数据等级	来源	版本号
1213	现病史	1	咯血感染症状	1.1	1213	最高体温	maximum temperature	发热时最高的体温	数值	37~42	℃	核心	钟南山,刘又宁.呼吸病学.2版.北京:人民卫生出版社,2012.	A20190214WJG
1214	现病史	1	咯血感染症状	1.1	1214	发热时长	fever duration	从开始发热到现在的时长	数值	0~100	天	核心	钟南山,刘又宁.呼吸病学.2版.北京:人民卫生出版社,2012.	A20190214WJG
1215	现病史	1	咯血感染症状	1.1	1215	热型	fever-type	发热的类型	字符	稽留热/弛张热/波状热/间歇热/回归热/不规则热	/	核心	钟南山,刘又宁.呼吸病学.2版.北京:人民卫生出版社,2012.	A20190214WJG
1216	支气管扩张急性加重病史	2	过去一年急性加重情况	2.1	1216	过去一年出现急性加重	acute exacerbation in the past year	过去一年患者是否出现急性加重	字符	是/否/不详	/	核心	张永祥,杨秀芬,孙武装,等.支气管扩张症的诊治进展.国际呼吸杂志,2006,26（9）:717-720.	A20190111ZZ
1217	支气管扩张急性加重病史	2	过去两年急性加重情况	2.2	1217	过去两年出现急性加重	acute exacerbation in the past two years	过去两年患者是否出现急性加重	字符	是/否/不详	/	核心	张永祥,杨秀芬,孙武装,等.支气管扩张症的诊治进展.国际呼吸杂志,2006,26（9）:717-720.	A20190111ZZ

序号	一级类别名称	一级类别名称序号	二级类别名称	二级类别名称序号	数据元序号	中文名称	英文名称	定义	变量类型	值域	单位	数据等级	来源	版本号
1218	支气管扩张急性加重病史	2	过去两年急性加重情况	2.2	1218	过去两年急性加重次数	number of acute exacerbation in the past two years	过去两年患者发生急性加重的次数	数值	最大长度为2位的数字	次	核心	张永祥,杨秀芬,孙武装,等.支气管扩张症的诊治进展.国际呼吸杂志,2006,26(9):717-720.	A20190111ZZ
1219	支气管扩张急性加重病史	2	上次随访后情况	2.3	1219	第一次急性加重	the first episode of acute exacerbation	自上次访视以来,是否发生第一次急性加重	字符	是/否	/	核心	张永祥,杨秀芬,孙武装,等.支气管扩张症的诊治进展.国际呼吸杂志,2006,26(9):717-720.	A20190224WJG
1220	支气管扩张急性加重病史	2	上次随访后情况	2.3	1220	第二次急性加重	the second episode of acute exacerbation	自上次访视以来,是否发生第二次急性加重	字符	是/否	/	核心	张永祥,杨秀芬,孙武装,等.支气管扩张症的诊治进展.国际呼吸杂志,2006,26(9):717-720.	A20190111ZZ
1221	支气管扩张急性加重病史	2	上次随访后情况	2.3	1221	第三次急性加重	the third episode of acute exacerbation	自上次访视以来,是否发生第三次急性加重	字符	是/否	/	核心	张永祥,杨秀芬,孙武装,等.支气管扩张症的诊治进展.国际呼吸杂志,2006,26(9):717-720.	A20190111ZZ
1222	其他个人史	3	既往史	3.1	1222	既往曾患肺结核	previous history of pulmonary tuberculosis	受试者既往曾患肺结核	字符	是/否	/	核心	中华人民共和国卫生部.《卫生信息数据元目录》等35项强制性卫生行业标准(卫通〔2011〕13号).第4部分:健康史(WS 363.4—2011).	A20190111ZZ
1223	其他个人史	3	既往史	3.1	1223	既往曾患麻疹	previous history of measles	受试者既往曾患麻疹	字符	是/否	/	核心	中华人民共和国卫生部.《卫生信息数据元目录》等35项强制性卫生行业标准(卫通〔2011〕13号).第4部分:健康史(WS 363.4—2011).	A20190111ZZ

序号	一级类别名称	一级类别名称序号	二级类别名称	二级类别名称序号	数据元序号	中文名称	英文名称	定义	变量类型	值域	单位	数据等级	来源	版本号
1224	其他个人史	3	既往史	3.1	1224	既往曾患百日咳	previous history of pertussis	受试者既往曾患百日咳	字符	是／否	/	核心	中华人民共和国卫生部.《卫生信息数据元目录》等35项强制性卫生行业标准（卫通〔2011〕13号）.第4部分:健康史（WS 363.4—2011）.	A20190111ZZ
1225	其他个人史	3	既往史	3.1	1225	既往曾患肺炎	previous history of pneumonia	受试者既往曾患肺炎	字符	是／否	/	核心	中华人民共和国卫生部.《卫生信息数据元目录》等35项强制性卫生行业标准（卫通〔2011〕13号）.第4部分:健康史（WS 363.4—2011）.	A20190111ZZ
1226	其他个人史	3	既往史	3.1	1226	既往曾患肺部非结核分枝杆菌感染	previous history of pulmonary non-tuberculous mycobacterial infection	受试者既往曾患肺部非结核分枝杆菌感染	字符	是／否	/	核心	中华人民共和国卫生部.《卫生信息数据元目录》等35项强制性卫生行业标准（卫通〔2011〕13号）.第4部分:健康史（WS 363.4—2011）.	A20190111ZZ
1227	家庭情况	4	相处情况	4.1	1227	家属对支气管扩张患者的态度	family members' attitude towards bronchiectasis patients	家属对支气管扩张患者的态度	字符	嫌弃,厌恶,无形压力／不理不睬,漠不关心／偶尔配合,经常厌烦／配合良好,偶有烦躁／积极鼓励,精心护理	/	探索	姚树桥,杨艳杰.医学心理学.7版.北京:人民卫生出版社,2013.	A20190224WJG

序号	一级类别名称	一级类别名称序号	二级类别名称	二级类别名称序号	数据元序号	中文名称	英文名称	定义	变量类型	值域	单位	数据等级	来源	版本号
1228	实验室检验	5	痰培养	5.1	1228	痰培养开始日期	start date of sputum culture	对受试者进行痰液培养的开始日期	日期	YYYY-MM-DD	/	核心	尚红,王兰兰.实验诊断学.3版.北京:人民卫生出版社,2015.	A20190219WJG
1229	实验室检验	5	痰培养	5.1	1229	机会致病菌	potentially pathogenic bacteria	在一定条件下宿主与正常菌群之间的平衡关系被打破,原来不致病的正常菌群中的细菌可成为致病菌	字符	/	/	核心	周庭银.临床微生物学诊断与图解.3版.上海:上海科学技术出版社,2012.	A20190220WJG
1230	实验室检验	5	痰培养	5.1	1230	细菌负荷	bacterial load	受试者的细菌负荷量	数值	$0\sim10^{10}$	CFU/ml	核心	HILL A T, CAMPBELL E J, HILL S L, et al. Association between airway bacterial load and markers of airway inflammation in patients with stable chronic bronchitis. Am J Med, 2000, 109(4): 288-295.	A20190221WJG
1231	实验室检验	5	痰培养	5.1	1231	铜绿假单胞菌	*Pseudomonas aeruginosa*	广泛分布于水、空气、土壤及正常人体皮肤、呼吸道与肠道黏膜中,为条件致病菌	字符	是/否	/	核心	周庭银.临床微生物学诊断与图解.3版.上海:上海科学技术出版社,2012.	A20190222WJG
1232	实验室检验	5	痰培养	5.1	1232	机会致病菌分离	isolation of potentially pathogenic bacteria	机会致病菌的分离	字符	是/否	/	核心	周庭银.临床微生物学诊断与图解.3版.上海:上海科学技术出版社,2012.	A20190223WJG

序号	一级类别名称	一级类别名称序号	二级类别名称	二级类别名称序号	数据元序号	中文名称	英文名称	定义	变量类型	值域	单位	数据等级	来源	版本号
1233	实验室检验	5	痰培养	5.1	1233	机会致病菌定植	colonization of potentially pathogenic bacteria	机会致病菌在一定部位定居和不断生长、繁殖后代	字符	是/否	/	核心	周庭银.临床微生物学诊断与图解.3版.上海:上海科学技术出版社,2012.	A20190224WJG
1234	其他临床辅助检查	6	胸部HRCT检查	6.1	1234	胸部高分辨率CT	chest high-resolution computed tomography（HRCT）	指CT机固有空间分辨率<0.5mm,1~1.5mm薄层扫描,用512×512矩阵 高-空间-频率算法的图像重建。受试者是否进行胸部高分辨率CT检查	字符	是/否	/	核心	钟南山,刘又宁.呼吸病学.2版.北京:人民卫生出版社,2012.	A20190218WJG
1235	其他临床辅助检查	6	胸部HRCT检查	6.1	1235	支气管扩张的影像学表现	radiological signs indicating bronchiectasis	受试者是否存在支气管扩张影像学表现	字符	是/否	/	核心	钟南山,刘又宁.呼吸病学.2版.北京:人民卫生出版社,2012.	A20190219WJG
1236	其他临床辅助检查	6	胸部HRCT检查	6.1	1236	支气管扩张的影像学形态	radiologic morphology of bronchiectasis	CT上显示支气管扩张最显著的形态	字符	仅有柱状/有囊柱状/有囊状支气管扩张	/	核心	钟南山,刘又宁.呼吸病学.2版.北京:人民卫生出版社,2012.	A20190220WJG
1237	其他临床辅助检查	6	胸部HRCT检查	6.1	1237	左上叶支气管扩张形态	radiologic morphology of bronchiectasis in left upper lobe	CT上显示左上叶支气管扩张最显著的形态	字符	仅有柱状/有囊柱状/有囊状支气管扩张	/	核心	钟南山,刘又宁.呼吸病学.2版.北京:人民卫生出版社,2012.	A20190221WJG
1238	其他临床辅助检查	6	胸部HRCT检查	6.1	1238	左舌叶支气管扩张形态	radiologic morphology of bronchiectasis in left lingular lobe	CT上显示左舌叶支气管扩张最显著的形态	字符	仅有柱状/有囊柱状/有囊状支气管扩张	/	核心	钟南山,刘又宁.呼吸病学.2版.北京:人民卫生出版社,2012.	A20190222WJG

序号	一级类别名称	一级类别名称序号	二级类别名称	二级类别名称序号	数据元序号	中文名称	英文名称	定义	变量类型	值域	单位	数据等级	来源	版本号
1239	其他临床辅助检查	6	胸部HRCT检查	6.1	1239	左下叶支气管扩张形态	radiologic morphology of bronchiectasis in left lower lobe	CT上显示左下叶支气管扩张最显著的形态	字符	仅有柱状/有囊柱状/有囊状支气管扩张	/	核心	钟南山,刘又宁.呼吸病学.2版.北京:人民卫生出版社,2012.	A20190223WJG
1240	其他临床辅助检查	6	胸部HRCT检查	6.1	1240	右上叶支气管扩张形态	radiologic morphology of bronchiectasis in right upper lobe	CT上显示右上叶支气管扩张最显著的形态	字符	仅有柱状/有囊柱状/有囊状支气管扩张	/	核心	钟南山,刘又宁.呼吸病学.2版.北京:人民卫生出版社,2012.	A20190224WJG
1241	其他临床辅助检查	6	胸部HRCT检查	6.1	1241	右中叶支气管扩张形态	radiologic morphology of bronchiectasis in right middle lobe	CT上显示右中叶支气管扩张最显著的形态	字符	仅有柱状/有囊柱状/有囊状支气管扩张	/	核心	钟南山,刘又宁.呼吸病学.2版.北京:人民卫生出版社,2012.	A20190225WJG
1242	其他临床辅助检查	6	胸部HRCT检查	6.1	1242	右下叶支气管扩张形态	radiologic morphology of bronchiectasis in right lower lobe	CT上显示右下叶支气管扩张最显著的形态	字符	仅有柱状/有囊柱状/有囊状支气管扩张	/	核心	钟南山,刘又宁.呼吸病学.2版.北京:人民卫生出版社,2012.	A20190226WJG
1243	其他临床辅助检查	6	胸部HRCT检查	6.1	1243	改良Reiff评分	modified Reiff score	受试者的改良Reiff评分	数值	0~18	分	核心	王明明,邓毅书.Reiff评分对慢性阻塞性肺疾病合并支气管扩张症的临床评估价值.中外医疗,2017,36(3):191-193,198.	A20190227WJG
1244	其他临床辅助检查	6	胸部HRCT检查	6.1	1244	中心气道支气管扩张	radiologic morphology of bronchiectasis in central airway	在影像形态学下支气管扩张表现是否以中心气道为主	字符	是/否	/	核心	成人支气管扩张症诊治专家共识编写组.成人支气管扩张症诊治专家共识.中华结核和呼吸杂志,2012,35(7):485-492.	A20190228WJG

序号	一级类别名称	一级类别名称序号	二级类别名称	二级类别名称序号	数据元序号	中文名称	英文名称	定义	变量类型	值域	单位	数据等级	来源	版本号
1245	其他临床辅助检查	6	胸部HRCT检查	6.1	1245	肺内空洞形成	pulmonary cavitation	为肺内病变组织发生坏死后经引流支气管排出并吸入气体后形成。是否有肺内空洞形成	字符	是/否	/	核心	白人驹,张雪林.医学影像诊断学.3版.北京:人民卫生出版社,2010.	A20190233WJG
1246	其他临床辅助检查	6	胸部HRCT检查	6.1	1246	树芽征	tree-in-bud signs	指CT检查时可见直径3~5mm的结节状和短线状影像,并与支气管血管束相连,使病变的支气管树状如树枝的芽。是否有树芽征	字符	是/否	/	核心	成人支气管扩张症诊治专家共识编写组.成人支气管扩张症诊治专家共识.中华结核和呼吸杂志,2012,35(7):485-492.	A20190237WJG
1247	其他临床辅助检查	6	胸部HRCT检查	6.1	1247	右位心	dextrocardia	指心脏的大部或全部位于胸腔的右侧	字符	是/否	/	核心	葛均波,徐永健,王辰.内科学.9版.北京:人民卫生出版社,2018.	A20190238WJG
1248	其他临床辅助检查	6	胸部HRCT检查	6.1	1248	曲霉球	aspergilloma	曲霉球是一种曲霉寄生于肺部空洞内,菌丝及细胞残渣等在空洞内形成的一种球体	字符	是/否	/	核心	张永祥,杨秀芬,孙武装,等.支气管扩张症的诊治进展.国际呼吸杂志,2006,26(9):717-720.	A20190239WJG

序号	一级类别名称	一级类别名称序号	二级类别名称	二级类别名称序号	数据元序号	中文名称	英文名称	定义	变量类型	值域	单位	数据等级	来源	版本号
1249	其他临床辅助检查	6	胸部HRCT检查	6.1	1249	毁损肺	destroyed lung	毁损肺是指肺叶或一侧全肺全部毁损,有广泛性的干酪病变、空洞、纤维化和支气管狭窄或扩张	字符	是／否	/	核心	葛均波,徐永健,王辰.内科学.9版.北京:人民卫生出版社,2018.	A20190240WJG
1250	其他临床辅助检查	6	胸部HRCT检查	6.1	1250	黏液积聚	mucus plugging	是否有黏液积聚征象	字符	是／否	/	补充	白人驹,张雪林.医学影像诊断学.3版.北京:人民卫生出版社,2010.	A20190242WJG
1251	其他临床辅助检查	6	胸部HRCT检查	6.1	1251	上中叶为主的支气管扩张	predominantly upper and middle lobe bronchiectasis	支气管扩张是否主要发生于肺上中叶	字符	是／否	/	补充	钟南山,刘又宁.呼吸病学.2版.北京:人民卫生出版社,2012.	A20190243WJG
1252	其他临床辅助检查	6	胸部HRCT检查	6.1	1252	仅位于中叶的支气管扩张	isolated middle lobe bronchiectasis	支气管扩张是否仅发生于肺中叶	字符	是／否	/	补充	钟南山,刘又宁.呼吸病学.2版.北京:人民卫生出版社,2012.	A20190244WJG
1253	其他临床辅助检查	6	胸部HRCT检查	6.1	1253	中下叶为主的支气管扩张	predominantly middle and lower lobe bronchiectasis	支气管扩张是否主要发生于肺中下叶	字符	是／否	/	补充	钟南山,刘又宁.呼吸病学.2版.北京:人民卫生出版社,2012.	A20190245WJG
1254	其他临床辅助检查	6	胸部HRCT检查	6.1	1254	单个肺叶的支气管扩张	bronchiectasis in a single lung lobe	支气管扩张是否发生于单个肺叶	字符	是／否	/	补充	钟南山,刘又宁.呼吸病学.2版.北京:人民卫生出版社,2012.	A20190246WJG
1255	其他临床辅助检查	6	胸部HRCT检查	6.1	1255	弥漫性支气管扩张	diffuse bronchiectasis	支气管扩张可呈双肺弥漫性分布,由普通细菌感染引起的支气管扩张以弥漫性支气管扩张常见	字符	是／否	/	补充	成人支气管扩张症诊治专家共识编写组.成人支气管扩张症诊治专家共识.中华结核和呼吸杂志,2012,35(7):485-492.	A20190247WJG

序号	一级类别名称	一级类别名称序号	二级类别名称	二级类别名称序号	数据元序号	中文名称	英文名称	定义	变量类型	值域	单位	数据等级	来源	版本号
1256	其他临床辅助检查	6	胸部HRCT检查	6.1	1256	单侧肺的支气管扩张	ipsilateral bronchiectasis	支气管扩张是否发生于肺部单侧	字符	是／否	／	补充	钟南山,刘又宁.呼吸病学.2版.北京:人民卫生出版社,2012.	A20190248WJG
1257	其他临床辅助检查	6	胸部HRCT检查	6.1	1257	双侧肺的支气管扩张	bilateral bronchiectasis	支气管扩张是否发生于肺部双侧	字符	是／否	／	补充	钟南山,刘又宁.呼吸病学.2版.北京:人民卫生出版社,2012.	A20190249WJG
1258	其他临床辅助检查	6	胸部HRCT检查	6.1	1258	胸部HRCT诊断	chest high resolution CT scan	胸部高分辨率CT的诊断	字符	／	／	补充	成人支气管扩张症诊治专家共识编写组.成人支气管扩张症诊治专家共识.中华结核和呼吸杂志,2012,35(7):485-492.	A20190253WJG
1259	其他临床辅助检查	6	胸部CT检查	6.2	1259	支气管扩张部位	affected lobes of bronchiectasis	支气管扩张的发生部位	字符	／	／	核心	成人支气管扩张症诊治专家共识编写组.成人支气管扩张症诊治专家共识.中华结核和呼吸杂志,2012,35(7):485-492.	A20190218CLL
1260	其他临床辅助检查	6	胸部CT检查	6.2	1260	支气管扩张形态	radiologic morphology of bronchiectasis	支气管扩张形态学改变	字符	柱状／囊柱状／囊状	／	核心	成人支气管扩张症诊治专家共识编写组.成人支气管扩张症诊治专家共识.中华结核和呼吸杂志,2012,35(7):485-492.	A20190218CLL

序号	一级类别名称	一级类别名称序号	二级类别名称	二级类别名称序号	数据元序号	中文名称	英文名称	定义	变量类型	值域	单位	数据等级	来源	版本号
1261	医学诊断	7	支气管扩张的诊断	7.1	1261	支气管扩张	bronchiectasis	是慢性气道损伤引起支气管管壁肌肉和弹力支撑组织破坏所导致的一支或多支支气管不可逆性扩张	字符	是/否	/	核心	钟南山,刘又宁.呼吸病学.2版.北京:人民卫生出版社,2012.	A20190224WJG
1262	医学诊断	7	支气管扩张的诊断	7.1	1262	哮喘-支气管扩张重叠	asthma-bronchiectasis overlap	两种慢性气流受限的常见疾病即哮喘和支气管扩张的重叠,而不是一种独立的疾病	字符	是/否	/	核心	TRUONG T. The overlap of bronchiectasis and immunodeficiency with asthma. Immunol Allergy Clin North Am, 2013, 33(1): 61-78.	A20190224WJG
1263	医学诊断	7	支气管扩张的诊断	7.1	1263	慢性阻塞性肺疾病-支气管扩张重叠	COPD-bronchiectasis overlap	两种慢性气流受限的常见疾病即慢性阻塞性肺疾病和支气管扩张的重叠,而不是一种独立的疾病	字符	是/否	/	核心	CHALMERS J D. Bronchiectasis and COPD overlap: A case of mistaken identity? Chest, 2017, 151(6): 1204-1206.	A20190224WJG
1264	医学诊断	7	支气管扩张的诊断	7.1	1264	支气管扩张患病年长	duration of bronchiectasis	支气管扩张患者患病年限为几年	数值	0~100	年	核心	成人支气管扩张症诊治专家共识编写组.成人支气管扩张症诊治专家共识.中华结核和呼吸杂志,2012,35(7): 485-492.	A20190111ZZ

序号	一级类别名称	一级类别名称序号	二级类别名称	二级类别名称序号	数据元序号	中文名称	英文名称	定义	变量类型	值域	单位	数据等级	来源	版本号
1265	医学诊断	7	支气管扩张的诊断	7.1	1265	支气管扩张疾病状态	clinical states of bronchiectasis	本次就诊/住院时疾病状态	字符	稳定期/急性加重期/不详	/	核心	张永祥,杨秀芬,孙武装,等.支气管扩张症的诊治进展.国际呼吸杂志,2006,26(9):717-720.	A20190111ZZ
1266	医学诊断	7	呼吸系统合并症	7.2	1266	非小细胞肺癌	non-small cell lung cancer	除小细胞肺癌之外的组织类型,包括鳞状细胞癌、腺癌及大细胞癌等	字符	是/否	/	补充	钟南山,刘又宁.呼吸病学.2版.北京:人民卫生出版社,2012.	A20190111ZZ
1267	评估量表	8	评价量表	8.1	1267	QoL-B量表记录	Quality of Life Questionnaire-Bronchiectasis (QoL-B) score record	受试者病历记录中是否有支气管扩张QoL-B问卷记录	字符	是/否	/	核心	HILL A T, SULLIVAN A L, CHALMERS J D, et al. British Thoracic Society Guideline for bronchiectasis in adults. Thorax, 2019, 74(Suppl 1): 1-69.	A20190218WJG
1268	评估量表	8	评价量表	8.1	1268	BHQ问卷	Bronchiectasis Health Questionnaire (BHQ) score record	病历记录中是否有支气管扩张BHQ问卷记录	字符	是/否	/	核心	SPINOU A, SIEGERT R J, GUAN W, et al. The development and validation of the Bronchiectasis Health Questionnaire. Eur Respir J, 2017, 49(5): 1601532.	A20190219WJG
1269	评估量表	8	评价量表	8.1	1269	支气管扩张严重程度指数记录	record of Bronchiectasis Severity Index (BSI)	受试者病历记录中是否记录支气管扩张严重程度指数评估	字符	是/否	/	核心	CHALMERS J D, GOEMINNE P, ALIBERTI S, et al. The bronchiectasis severity index. An international derivation and validation study. Am J Respir Crit Care Med, 2014, 189(5): 576-585.	A20190220WJG

序号	一级类别名称	一级类别名称序号	二级类别名称	二级类别名称序号	数据元序号	中文名称	英文名称	定义	变量类型	值域	单位	数据等级	来源	版本号
1270	评估量表	8	评价量表	8.1	1270	FACED指数记录	record of FACED score	受试者病历记录中是否记录FACED评估	字符	是/否	/	核心	HILL A T, SULLIVAN A L, CHALMERS J D, et al. British Thoracic Society Guideline for bronchiectasis in adults. Thorax, 2019, 74（Suppl 1）: 1-69.	A20190221WJG
1271	评估量表	8	评价量表	8.1	1271	支气管扩张严重程度分级（BSI 指数）	bronchiectasis severity rated with the Bronchiectasis Severity Index（BSI）	支气管扩张严重程度分级	字符	轻/中/重度	/	核心	HILL A T, SULLIVAN A L, CHALMERS J D, et al. British Thoracic Society Guideline for bronchiectasis in adults. Thorax, 2019, 74（Suppl 1）: 1-69.	A20190218WJG

四、肺血管疾病

（一）肺 栓 塞

包括疾病症状、病历信息、其他个人史、实验室检验、医学诊断、评估量表、口服呼吸用药、随访预后情况相关的数据元。

序号	一级类别名称	一级类别名称序号	二级类别名称	二级类别名称序号	数据元序号	中文名称	英文名称	定义	变量类型	值域	单位	数据等级	来源	版本号
1272	疾病症状	1	呼吸道症状	1.1	1272	晕厥	syncope	大脑一时性缺血、缺氧引起的短暂的意识丧失。受试者是否有晕厥的症状	字符	是 / 否	/	探索	中华医学会呼吸病学分会肺栓塞与肺血管病学组，中国医师协会呼吸医师分会肺栓塞与肺血管病工作委员会，全国肺栓塞与肺血管病防治协作组.肺血栓栓塞症诊治与预防指南.中华医学杂志，2018，98（14）：1060–1087.	A20180901WT
1273	疾病症状	1	呼吸道之外的症状	1.2	1273	烦躁不安	dysphoria	心里烦闷焦躁。受试者是否有烦躁不安的症状	字符	是 / 否	/	探索	中华医学会呼吸病学分会肺栓塞与肺血管病学组，中国医师协会呼吸医师分会肺栓塞与肺血管病工作委员会，全国肺栓塞与肺血管病防治协作组.肺血栓栓塞症诊治与预防指南.中华医学杂志，2018，98（14）：1060–1087.	A20180901WT

序号	一级类别名称	一级类别名称序号	二级类别名称	二级类别名称序号	数据元序号	中文名称	英文名称	定义	变量类型	值域	单位	数据等级	来源	版本号
1274	疾病症状	1	呼吸道之外的症状	1.2	1274	惊恐	terrified	惊慌恐惧。受试者是否有惊恐的症状	字符	是/否	/	探索	中华医学会呼吸病学分会肺栓塞与肺血管病学组,中国医师协会呼吸医师分会肺栓塞与肺血管病工作委员会,全国肺栓塞与肺血管病防治协作组.肺血栓栓塞症诊治与预防指南.中华医学杂志,2018,98(14):1060–1087.	A20180901WT
1275	疾病症状	1	呼吸道之外的症状	1.2	1275	心悸	palpitation	自觉心跳或心慌并有心前区不适感。受试者是否有心悸的症状	字符	是/否	/	探索	中华人民共和国卫生部.疾病控制基本数据集 第5部分:职业性健康监护(WS 375.5—2012).	A20180901WT
1276	疾病症状	1	呼吸道之外的症状	1.2	1276	濒死感	feeling impending death	自己深感绝望,觉得自己快死了。受试者是否有濒死感	字符	是/否	/	探索	中华医学会呼吸病学分会肺栓塞与肺血管病学组,中国医师协会呼吸医师分会肺栓塞与肺血管病工作委员会,全国肺栓塞与肺血管病防治协作组.肺血栓栓塞症诊治与预防指南.中华医学杂志,2018,98(14):1060–1087.	A20180901WT
1277	疾病症状	1	呼吸道之外的症状	1.2	1277	低血压	hypotension	体循环血压低于正常值。受试者是否有低血压	字符	是/否	/	探索	中华医学会呼吸病学分会肺栓塞与肺血管病学组,中国医师协会呼吸医师分会肺栓塞与肺血管病工作委员会,全国肺栓塞与肺血管病防治协作组.肺血栓栓塞症诊治与预防指南.中华医学杂志,2018,98(14):1060–1087.	A20180901WT

序号	一级类别名称	一级类别名称序号	二级类别名称	二级类别名称序号	数据元序号	中文名称	英文名称	定义	变量类型	值域	单位	数据等级	来源	版本号
1278	疾病症状	1	呼吸道之外的症状	1.2	1278	休克	shock	因剧烈创伤、大量出血、严重感染、中毒等引起的血压下降、脸色苍白、发冷、无力，甚至昏迷等。受试者是否有休克	字符	是/否	/	探索	中华医学会呼吸病学分会肺栓塞与肺血管病学组，中国医师协会呼吸医师分会肺栓塞与肺血管病工作委员会，全国肺栓塞与肺血管病防治协作组.肺血栓栓塞症诊治与预防指南.中华医学杂志，2018,98(14):1060-1087.	A20180901WT
1279	病历信息	2	住院病历信息	2.1	1279	住院第1年内急性肺栓塞发作次数	recorded number of acute pulmonary embolism within the first year of hospitalization	病历中是否记录了住院第1年内急性肺栓塞发作次数	字符	是/否	/	核心	葛均波，徐永健，王辰.内科学.9版.北京：人民卫生出版社，2018.	A20190111ZZ
1280	其他个人史	3	既往史	3.1	1280	创伤史	history of trauma	受试者既往是否有创伤史	字符	是/否	/	探索	中华医学会呼吸病学分会肺栓塞与肺血管病学组，中国医师协会呼吸医师分会肺栓塞与肺血管病工作委员会，全国肺栓塞与肺血管病防治协作组.肺血栓栓塞症诊治与预防指南.中华医学杂志，2018,98(14):1060-1087.	A20180901WT
1281	其他个人史	3	既往史	3.1	1281	急性内科疾病史	acute medical disease history	既往是否有急性内科疾病史	字符	是/否	/	探索	中华医学会呼吸病学分会肺栓塞与肺血管病学组，中国医师协会呼吸医师分会肺栓塞与肺血管病工作委员会，全国肺栓塞与肺血管病防治协作组.肺血栓栓塞症诊治与预防指南.中华医学杂志，2018,98(14):1060-1087.	A20180901WT

序号	一级类别名称	一级类别名称序号	二级类别名称	二级类别名称序号	数据元序号	中文名称	英文名称	定义	变量类型	值域	单位	数据等级	来源	版本号
1282	其他个人史	3	既往史	3.1	1282	急性内科疾病分类	type of acute medical disease	急性内科疾病的分类	字符	心力衰竭/呼吸衰竭/感染/其他	/	探索	葛均波,徐永健,王辰.内科学.9版.北京:人民卫生出版社,2018.	A20180901WT
1283	其他个人史	3	既往史	3.1	1283	慢性疾病	chronic disease	受试者是否患有慢性疾病/慢性感染	字符	是/否	/	探索	中华医学会呼吸病学分会肺栓塞与肺血管病学组,中国医师协会呼吸医师分会肺栓塞与肺血管病工作委员会,全国肺栓塞与肺血管病防治协作组.肺血栓栓塞症诊治与预防指南.中华医学杂志,2018,98(14):1060-1087.	A20180901WT
1284	其他个人史	3	既往史	3.1	1284	慢性疾病分类	type of chronic disease	慢性疾病的分类	字符	抗磷脂综合征/肾病综合征/炎性肠病/骨髓增殖性疾病/其他	/	探索	中华医学会呼吸病学分会肺栓塞与肺血管病学组,中国医师协会呼吸医师分会肺栓塞与肺血管病工作委员会,全国肺栓塞与肺血管病防治协作组.肺血栓栓塞症诊治与预防指南.中华医学杂志,2018,98(14):1060-1087.	A20180901WT
1285	实验室检验	4	其他检查	4.1	1285	脑钠肽	brain natriuretic peptide(BNP)	是心室肌细胞在心室扩张或压力负荷增加时合成和分泌的心源性激素	数值	/	ng/L	核心	中华医学会呼吸病学分会肺栓塞与肺血管病学组,中国医师协会呼吸医师分会肺栓塞与肺血管病工作委员会,全国肺栓塞与肺血管病防治协作组.肺血栓栓塞症诊治与预防指南.中华医学杂志,2018,98(14):1060-1087.	A20190113WT

序号	一级类别名称	一级类别名称序号	二级类别名称	二级类别名称序号	数据元序号	中文名称	英文名称	定义	变量类型	值域	单位	数据等级	来源	版本号
1286	实验室检验	4	其他检查	4.1	1286	凝血酶时间	thrombin time	被测的血浆中加入标化的凝血酶溶液后,血液凝固所需的时间	数值	/	s	探索	中华医学会呼吸病学分会肺栓塞与肺血管病学组,中国医师协会呼吸医师分会肺栓塞与肺血管病工作委员会,全国肺栓塞与肺血管病防治协作组.肺血栓栓塞症诊治与预防指南.中华医学杂志,2018,98(14):1060–1087.	A20190113WT
1287	实验室检验	4	其他检查	4.1	1287	活化部分凝血活酶时间	activated partial thromboplastin time(APTT)	活化部分凝血活酶的时间反映了内源性凝血级联反应的活性,血浆加入部分凝血活酶溶液,在Ca^{2+}参与下纤维蛋白原转变为不溶性纤维蛋白,测定凝固所需的时间	数值	/	s	探索	中华医学会呼吸病学分会肺栓塞与肺血管病学组,中国医师协会呼吸医师分会肺栓塞与肺血管病工作委员会,全国肺栓塞与肺血管病防治协作组.肺血栓栓塞症诊治与预防指南.中华医学杂志,2018,98(14):1060–1087.	A20190113WT
1288	实验室检验	4	其他检查	4.1	1288	凝血酶原时间	plasma prothrombin time	在新鲜血浆中加入足够量的凝血活酶和钙离子后,测定血浆凝固所需的时间	数值	/	s	探索	中华医学会呼吸病学分会肺栓塞与肺血管病学组,中国医师协会呼吸医师分会肺栓塞与肺血管病工作委员会,全国肺栓塞与肺血管病防治协作组.肺血栓栓塞症诊治与预防指南.中华医学杂志,2018,98(14):1060–1087.	A20190113WT

序号	一级类别名称	一级类别名称序号	二级类别名称	二级类别名称序号	数据元序号	中文名称	英文名称	定义	变量类型	值域	单位	数据等级	来源	版本号
1289	医学诊断	5	肺栓塞的诊断	5.1	1289	肺栓塞	pulmonary embolism	肺栓塞是以各种栓子阻塞肺动脉系统为其发病原因的一组疾病或临床综合征的总称	字符	是/否	/	核心	钟南山,刘又宁.呼吸病学.2版.北京:人民卫生出版社,2012.	A20180901WT
1290	医学诊断	5	肺栓塞的诊断	5.1	1290	肺血栓栓塞	pulmonary thromboembolism (PTE)	PTE为来自静脉系统或右心的血栓阻塞肺动脉或其分支所致的疾病,以肺循环和呼吸功能障碍为其主要临床和病理生理特征	字符	是/否	/	核心	中华医学会呼吸病学分会肺栓塞与肺血管病学组,中国医师协会呼吸医师分会肺栓塞与肺血管病工作委员会,全国肺栓塞与肺血管病防治协作组.肺血栓栓塞症诊治与预防指南.中华医学杂志,2018,98(14):1060-1087.	A20180901WT
1291	医学诊断	5	肺栓塞的诊断	5.1	1291	肺血栓栓塞分型	type of pulmonary thromboembolism	肺血栓栓塞的临床分型	字符	急性肺血栓栓塞症/慢性血栓栓塞性肺动脉高压	/	核心	中华医学会呼吸病学分会肺栓塞与肺血管病学组,中国医师协会呼吸医师分会肺栓塞与肺血管病工作委员会,全国肺栓塞与肺血管病防治协作组.肺血栓栓塞症诊治与预防指南.中华医学杂志,2018,98(14):1060-1087.	A20180901WT
1292	医学诊断	5	肺栓塞的诊断	5.1	1292	深静脉血栓	deep venous thrombosis (DVT)	受试者是否为深静脉血栓	字符	是/否	/	核心	中华医学会呼吸病学分会肺栓塞与肺血管病学组,中国医师协会呼吸医师分会肺栓塞与肺血管病工作委员会,全国肺栓塞与肺血管病防治协作组.肺血栓栓塞症诊治与预防指南.中华医学杂志,2018,98(14):1060-1087.	A20180901WT

序号	一级类别名称	一级类别名称序号	二级类别名称	二级类别名称序号	数据元序号	中文名称	英文名称	定义	变量类型	值域	单位	数据等级	来源	版本号
1293	医学诊断	5	肺栓塞的诊断	5.1	1293	静脉血栓栓塞	venous thromboembolism（VTE）	肺血栓栓塞症和深静脉血栓形成合称为静脉血栓栓塞症。受试者是否患有肺VTE	字符	是/否	/	核心	中华医学会呼吸病学分会肺栓塞与肺血管病学组, 中国医师协会呼吸医师分会肺栓塞与肺血管病工作委员会, 全国肺栓塞与肺血管病防治协作组.肺血栓栓塞症诊治与预防指南.中华医学杂志, 2018, 98（14）: 1060-1087.	A20180901JWHU
1294	医学诊断	5	肺栓塞的诊断	5.1	1294	慢性血栓栓塞性肺高压	chronic thromboembolic pulmonary hypertension（CTEPH）	血栓栓塞肺动脉后, 血栓不溶、机化、肺血管重构致血管狭窄或闭塞, 导致肺血管阻力（PVR）增加, 肺动脉压力进行性增高, 最终可引起右心室肥厚和右心衰竭, 称为慢性血栓栓塞性肺动脉高压。受试者是否患有CTEPH	字符	是/否	/	核心	中华医学会呼吸病学分会肺栓塞与肺血管病学组, 中国医师协会呼吸医师分会肺栓塞与肺血管病工作委员会, 全国肺栓塞与肺血管病防治协作组.肺血栓栓塞症诊治与预防指南.中华医学杂志, 2018, 98（14）: 1060-1087.	A20190113WT
1295	医学诊断	5	肺栓塞的诊断	5.1	1295	抗磷脂综合征	anti-phospholipid syndrome	是以反复流产和血栓为主要表现的自身免疫病。受试者是否患有抗磷脂综合征	字符	是/否	/	补充	李春.抗磷脂综合征的诊断及处理.中华风湿病学杂志, 2019, 23（7）: 501-502.	A20190113WT

序号	一级类别名称	一级类别名称序号	二级类别名称	二级类别名称序号	数据元序号	中文名称	英文名称	定义	变量类型	值域	单位	数据等级	来源	版本号
1296	医学诊断	5	血液系统疾病	5.2	1296	血栓形成	thrombosis	表示过激或不适当的止血反应。受试者是否存在血栓形成	字符	是 / 否	/	补充	葛均波,徐永健,王辰.内科学.9版.北京:人民卫生出版社,2018.	A20190113WT
1297	医学诊断	5	血液系统疾病	5.2	1297	血栓栓塞	thromboembolism	血栓或其部分脱落后突然阻塞血管,致血流停止。受试者是否存在血栓栓塞	字符	是 / 否	/	补充	葛均波,徐永健,王辰.内科学.9版.北京:人民卫生出版社,2018.	A20190113WT
1298	医学诊断	5	血液系统疾病	5.2	1298	其他血液系统疾病	other hematological diseases	其他血液系统的疾病	字符	是 / 否	/	补充	葛均波,徐永健,王辰.内科学.9版.北京:人民卫生出版社,2018.	A20190113WT
1299	评估量表	6	评价量表	6.1	1299	简化 Wells 评分	simplification of Wells score	简化 Wells 评分(二分法)是肺栓塞的一种评分系统	数值	0~7(0~1:肺栓塞不可能 /≥2:肺栓塞可能)	分	补充	赵莹,孟杰,冷琦.简化 Wells 评分、简化 Geneva 评分在疑似肺栓塞住院患者中的应用.中国医刊,2016,51(4):62-65.	A20190111ZZ
1300	评估量表	6	评价量表	6.1	1300	Geneva 评分	Geneva score	Geneva 评分(三分法)是肺栓塞的一种评分系统	数值	0~10(0~1:低度可能 /2~4:中度可能 /≥5:高度可能)	分	核心	赵莹,孟杰,冷琦.简化 Wells 评分、简化 Geneva 评分在疑似肺栓塞住院患者中的应用.中国医刊,2016,51(4):62-65.	A20190111ZZ

序号	一级类别名称	一级类别名称序号	二级类别名称	二级类别名称序号	数据元序号	中文名称	英文名称	定义	变量类型	值域	单位	数据等级	来源	版本号
1301	口服呼吸用药	7	口服药物种类	7.1	1301	抗凝药	anticoagulants	是通过影响凝血过程中的某些凝血因子阻止凝血过程的药物。受试者是否使用抗凝药物	字符	是/否	/	补充	中华医学会呼吸病学分会肺栓塞与肺血管病学组,中国医师协会呼吸医师分会肺栓塞与肺血管病工作委员会,全国肺栓塞与肺血管病防治协作组.肺血栓栓塞症诊治与预防指南.中华医学杂志,2018,98(14):1060–1087.	A20190111ZZ
1302	口服呼吸用药	7	口服药物种类	7.1	1302	抗凝药分类	type of anticoagulants	受试者使用抗凝药物的种类	字符	华法林/低分子量肝素(LMWH)/普通肝素(UFH)/磺达肝癸钠/新型口服抗凝药物/其他	/	补充	中华医学会呼吸病学分会肺栓塞与肺血管病学组,中国医师协会呼吸医师分会肺栓塞与肺血管病工作委员会,全国肺栓塞与肺血管病防治协作组.肺血栓栓塞症诊治与预防指南.中华医学杂志,2018,98(14):1060–1087.	A20190111ZZ
1303	随访预后情况	8	随访预后信息	8.1	1303	因肺栓塞住院次数	number of hospitalization due to pulmonary embolism	因肺栓塞引起住院的次数	数值	/	次	补充	中华医学会呼吸病学分会肺栓塞与肺血管病学组,中国医师协会呼吸医师分会肺栓塞与肺血管病工作委员会,全国肺栓塞与肺血管病防治协作组.肺血栓栓塞症诊治与预防指南.中华医学杂志,2018,98(14):1060–1087.	A20190113WT

（二）肺动脉高压

包括其他个人史、体格检查、实验室检验、其他临床辅助检查、医学诊断、评估量表、口服呼吸用药、吸入呼吸用药、临床研究、随访预后情况相关的数据元。

序号	一级类别名称	一级类别名称序号	二级类别名称	二级类别名称序号	数据元序号	中文名称	英文名称	定义	变量类型	值域	单位	数据等级	来源	版本号
1304	其他个人史	1	吸毒史	1.1	1304	毒品注射史	drug abuse history	个体是否有静脉注射或肌内注射毒品史	字符	是 / 否	/	探索	中华人民共和国卫生部. 疾病管理基本数据集 第1部分：乙肝患者管理（WS 372.1—2012）.	A20100111WT
1305	其他个人史	1	吸毒史	1.1	1305	毒品注射频率	frequency of drug abuse	平均每周吸毒几次	数值	0~20	次 / 周	探索	中华人民共和国卫生部. 疾病管理基本数据集 第1部分：乙肝患者管理（WS 372.1—2012）.	A20100111WT
1306	其他个人史	1	吸毒史	1.1	1306	毒品注射时长	duration of drug abuse	受试者吸毒的累计时间长度，计量单位为年	数值	0~100	年	探索	中华人民共和国卫生部. 疾病管理基本数据集 第1部分：乙肝患者管理（WS 372.1—2012）.	A20100111WT
1307	其他个人史	1	吸毒史	1.1	1307	毒品注射量	drug consumption	每次吸毒的量	数值	0~10 000	g	探索	中华人民共和国卫生部. 疾病管理基本数据集 第1部分：乙肝患者管理（WS 372.1—2012）.	A20100111WT
1308	其他个人史	1	吸毒史	1.1	1308	毒品类型	types of drug	毒品的类型	字符	海洛因（白粉）/ 去氧麻黄碱（冰毒）/ 其他	/	探索	中华人民共和国卫生部. 疾病管理基本数据集 第1部分：乙肝患者管理（WS 372.1—2012）.	A20100111WT

序号	一级类别名称	一级类别名称序号	二级类别名称	二级类别名称序号	数据元序号	中文名称	英文名称	定义	变量类型	值域	单位	数据等级	来源	版本号
1309	其他个人史	1	用药史	1.2	1309	服用减肥药史	history of medicine losing weight	受试者服用减肥药既往史	字符	是/否	/		中华医学会心血管病学分会肺血管病学组,中华心血管病杂志编辑委员会.中国肺高血压诊断和治疗指南2018.中华心血管病杂志,2018,46(12):933-964.	A20100111WT
1310	其他个人史	1	用药史	1.2	1310	服用减肥药类型	types of medicine losing weight	受试者服用减肥药的类型	字符	阿米雷司/芬氟拉明/右芬氟拉明/甲基苯甲胺/苯氟雷司/达沙替尼/毒性菜籽油/其他	/	指南	中华医学会心血管病学分会肺血管病学组,中华心血管病杂志编辑委员会.中国肺高血压诊断和治疗指南2018.中华心血管病杂志,2018,46(12):933-964.	A20100111WT
1311	体格检查	2	心脏视诊	2.1	1311	心尖搏动	apex beat	受试者有无心尖搏动或异常搏动	字符	正常/剑突下心尖搏动/未提及	/	探索	钟南山,刘又宁.呼吸病学.2版.北京:人民卫生出版社,2012.	A20180901JWHU
1312	体格检查	2	心脏触诊	2.2	1312	心尖搏动强度	strength of apex beat	心尖搏动有无增强或减弱	字符	正常/增强/减弱/未提及	/	探索	钟南山,刘又宁.呼吸病学.2版.北京:人民卫生出版社,2012.	A20100111WT
1313	体格检查	2	心脏触诊	2.2	1313	心尖搏动部位	site of apex beat	心尖搏动部位的详细描述	字符	/	/	探索	钟南山,刘又宁.呼吸病学.2版.北京:人民卫生出版社,2012.	A20100111WT
1314	实验室检验	3	抗核抗体谱	3.1	1314	抗核抗体谱检测标志	antinuclear antibodies(ANA)tests	受试者是否做过抗核抗体谱检测	字符	是/否	/	探索	曹雪涛,姚智,熊思东,等.医学免疫学.7版.北京:人民卫生出版社,2018.	A20190216LXQ

序号	一级类别名称	一级类别名称序号	二级类别名称	二级类别名称序号	数据元序号	中文名称	英文名称	定义	变量类型	值域	单位	数据等级	来源	版本号
1315	实验室检验	3	抗核抗体谱	3.1	1315	抗SmD1抗体	anti-SmD1 antibody	受试者抗SmD1抗体检验结果的描述	字符	阳性/阴性	/	补充	曹雪涛,姚智,熊思东,等.医学免疫学.7版.北京:人民卫生出版社,2018.	A20100111WT
1316	实验室检验	3	抗核抗体谱	3.1	1316	抗U1-snRNP抗体	anti-U1-snRNP antibody	受试者抗U1-snRNP抗体检验结果的描述	字符	阳性/阴性	/	补充	曹雪涛,姚智,熊思东,等.医学免疫学.7版.北京:人民卫生出版社,2018.	A20100111WT
1317	实验室检验	3	抗核抗体谱	3.1	1317	抗核糖体抗体	anti-ribosomal antibody	受试者抗核糖体抗体检验结果的描述	字符	阳性/阴性	/	补充	曹雪涛,姚智,熊思东,等.医学免疫学.7版.北京:人民卫生出版社,2018.	A20100111WT
1318	实验室检验	3	抗核抗体谱	3.1	1318	抗dsDNA抗体	anti-double stranded DNA antibody	受试者抗dsDNA抗体检验结果的详细描述	字符	阳性/阴性	/	补充	曹雪涛,姚智,熊思东,等.医学免疫学.7版.北京:人民卫生出版社,2018.	A20100111WT
1319	实验室检验	3	抗核抗体谱	3.1	1319	抗组蛋白抗体	anti-histone antibody	受试者抗组蛋白抗体检验结果的描述	字符	阳性/阴性	/	补充	曹雪涛,姚智,熊思东,等.医学免疫学.7版.北京:人民卫生出版社,2018.	A20100111WT
1320	实验室检验	3	抗核抗体谱	3.1	1320	抗着丝点抗体	anti-centromere antibody	受试者抗着丝点抗体检验结果的描述	字符	阳性/阴性	/	补充	曹雪涛,姚智,熊思东等.医学免疫学.7版.北京:人民卫生出版社,2018.	A20100111WT
1321	实验室检验	3	抗核抗体谱	3.1	1321	抗核小体抗体	anti-nucleosome antibody（ANuA）	受试者抗核小体抗体检验结果的描述。核小体是参与系统性红斑狼疮(SLE)发病的主要自身抗原,抗核小体抗体是系统性红斑狼疮早期诊断指标之一	字符	阳性/阴性	/	补充	曹雪涛,姚智,熊思东等.医学免疫学.7版.北京:人民卫生出版社,2018.	A20190214MR

序号	一级类别名称	一级类别名称序号	二级类别名称	二级类别名称序号	数据元序号	中文名称	英文名称	定义	变量类型	值域	单位	数据等级	来源	版本号
1322	实验室检验	3	抗核抗体谱	3.1	1322	抗 SSA/RO 60 抗体	anti-SSA/RO 60 antibody	受试者抗 SSA/RO 60 抗体检验结果的描述	字符	阳性/阴性	/	补充	曹雪涛,姚智,熊思东,等.医学免疫学.7版.北京:人民卫生出版社,2018.	A20100111WT
1323	实验室检验	3	抗核抗体谱	3.1	1323	抗 SSA/RO 52 抗体	anti-SSA/RO 52 antibody	受试者抗 SSA/RO 52 抗体检验结果的描述	字符	阳性/阴性	/	补充	曹雪涛,姚智,熊思东,等.医学免疫学.7版.北京:人民卫生出版社,2018.	A20100111WT
1324	实验室检验	3	抗核抗体谱	3.1	1324	抗 SSB/La 抗体	anti-SSB/La antibody	受试者抗 SSB/La 抗体检验结果的描述	字符	阳性/阴性	/	补充	曹雪涛,姚智,熊思东,等.医学免疫学.7版.北京:人民卫生出版社,2018.	A20100111WT
1325	实验室检验	3	抗核抗体谱	3.1	1325	抗 Scl-70 抗体	anti-Scl-70 antibody	受试者抗 Scl-70 抗体检验结果的描述	字符	阳性/阴性	/	补充	曹雪涛,姚智,熊思东,等.医学免疫学.7版.北京:人民卫生出版社,2018.	A20100111WT
1326	实验室检验	3	抗核抗体谱	3.1	1326	抗 Jo-1 抗体	anti-Jo-1 antibody	受试者抗 Jo-1 抗体检验结果的描述	字符	阳性/阴性	/	补充	曹雪涛,姚智,熊思东,等.医学免疫学.7版.北京:人民卫生出版社,2018.	A20100111WT
1327	实验室检验	3	抗核抗体谱	3.1	1327	抗增殖细胞核抗原抗体	anti-proliferating cell nuclear antibody（anti-PCNA antibody）	受试者抗增殖细胞核抗原抗体检验结果的描述	字符	阳性/阴性	/	补充	曹雪涛,姚智,熊思东,等.医学免疫学.7版.北京:人民卫生出版社,2018.	A20100111WT
1328	实验室检验	3	抗核抗体谱	3.1	1328	抗 PM-Scl 抗体	anti PM-Scl antibody	受试者抗 PM-Scl 抗体检验结果的描述	字符	阳性/阴性	/	补充	曹雪涛,姚智,熊思东,等.医学免疫学.7版.北京:人民卫生出版社,2018.	A20100111WT
1329	实验室检验	3	抗核抗体谱	3.1	1329	抗 Mi-2 抗体	anti Mi-2 antibody	受试者抗 Mi-2 抗体检验结果的描述	字符	阳性/阴性	/	补充	曹雪涛,姚智,熊思东,等.医学免疫学.7版.北京:人民卫生出版社,2018.	A20100111WT

序号	一级类别名称	一级类别名称序号	二级类别名称	二级类别名称序号	数据元序号	中文名称	英文名称	定义	变量类型	值域	单位	数据等级	来源	版本号
1330	实验室检验	3	抗核抗体谱	3.1	1330	抗 Ku 抗体	anti Ku antibody	受试者抗 Ku 抗体检验结果的描述	字符	阳性/阴性	/	补充	曹雪涛,姚智,熊思东,等.医学免疫学.7版.北京:人民卫生出版社,2018.	A20100111WT
1331	实验室检验	3	抗核抗体谱	3.1	1331	抗 M2 抗体	anti M2 antibody	受试者抗 M2 抗体检验结果的描述	字符	阳性/阴性	/	补充	曹雪涛,姚智,熊思东,等.医学免疫学.7版.北京:人民卫生出版社,2018.	A20100111WT
1332	其他临床辅助检查	4	心脏彩超检查	4.1	1332	三尖瓣环收缩期速度	tricuspid ring systolic velocity	受试者三尖瓣环收缩期速度	数值	/	cm/s		陈树宝,张玉奇.先天性心脏病并肺动脉高压的超声心动图诊断.实用儿科临床杂志,2003,18(11):853-855.	A20190111ZZ
1333	其他临床辅助检查	4	心脏彩超检查	4.1	1333	三尖瓣环收缩期位移	systolic displacement of tricuspid ring	肺动脉高压患者的右心室收缩功能	数值	/	mm	补充	中华医学会心血管病学分会肺血管病学组,中华心血管病杂志编辑委员会.中国肺高血压诊断和治疗指南2018.中华心血管病杂志,2018,46(12):933-964.	A20100111WT
1334	其他临床辅助检查	4	心脏彩超检查	4.1	1334	右心室面积变化率	right ventricular fractional area change(RVFAC)	于心尖部四腔切面测定右心室等容舒张末面积和等容收缩末面积,RVFAC=[(等容舒张末面积-等容收缩末面积)/等容舒张末面积]×100%	数值	/	%		中华医学会心血管病学分会肺血管病学组,中华心血管病杂志编辑委员会.中国肺高血压诊断和治疗指南2018.中华心血管病杂志,2018,46(12):933-964.	A20100111WT

序号	一级类别名称	一级类别名称序号	二级类别名称	二级类别名称序号	数据元序号	中文名称	英文名称	定义	变量类型	值域	单位	数据等级	来源	版本号
1335	其他临床辅助检查	4	心脏彩超检查	4.1	1335	心肌运动指数	myocardial movement index	综合反映了心肌的收缩和舒张功能,易于测量,不受心率及心室几何形态的影响	数值	/	/		钟南山,刘又宁.呼吸病学.2版.北京:人民卫生出版社,2012.	A20100111WT
1336	其他临床辅助检查	4	胸部平片检查	4.2	1336	肺动脉段膨隆	pulmonary artery segment bulge	肺动脉段膨隆,呈中–高度突出	字符	是/否	/	补充	钟南山,刘又宁.呼吸病学.2版.北京:人民卫生出版社,2012.	A20100111WT
1337	其他临床辅助检查	4	肺通气灌注显像	4.3	1337	肺通气灌注显像	ventilation/ perfusion imaging	肺通气灌注显像是筛查CTEPH的重要手段。相比CT肺动脉造影,肺通气灌注显像敏感度更高	字符	是/否	/	探索	中华医学会心血管病学分会肺血管病学组,中华心血管病杂志编辑委员会.中国肺高血压诊断和治疗指南2018.中华心血管病杂志,2018,46(12):933–964.	A20100111WT
1338	其他临床辅助检查	4	腹部超声检查	4.4	1338	腹部超声	abdomen ultrasound	主要用于肺动脉高压病因筛查和病情严重程度评估。受试者是否进行腹部超声	字符	是/否	/	探索	中华医学会心血管病学分会肺血管病学组,中华心血管病杂志编辑委员会.中国肺高血压诊断和治疗指南2018.中华心血管病杂志,2018,46(12):933–964.	A20100111WT
1339	其他临床辅助检查	4	睡眠呼吸监测	4.5	1339	睡眠呼吸监测	sleep respiratory monitoring	睡眠状态下对患者中枢神经、呼吸、心血管等多系统变化的观察,以满足睡眠呼吸疾病的医学诊断、疗效评价。受试者是否做过睡眠呼吸监测	字符	是/否	/	探索	中华医学会心血管病学分会肺血管病学组,中华心血管病杂志编辑委员会.中国肺高血压诊断和治疗指南2018.中华心血管病杂志,2018,46(12):933–964.	A20100111WT

序号	一级类别名称	一级类别名称序号	二级类别名称	二级类别名称序号	数据元序号	中文名称	英文名称	定义	变量类型	值域	单位	数据等级	来源	版本号
1340	其他临床辅助检查	4	自身免疫抗体检测	4.6	1340	自身免疫抗体检测	detection of autoimmune antibodies	受试者是否做过自身免疫抗体检测	字符	是 / 否	/	探索	中华医学会心血管病学分会肺血管病学组,中华心血管病杂志编辑委员会.中国肺高血压诊断和治疗指南2018.中华心血管病杂志,2018,46(12):933-964.	A20100111WT
1341	其他临床辅助检查	4	下肢血管超声	4.7	1341	下肢血管超声	lower extremity vascular ultrasound	受试者是否做过下肢血管超声检查	字符	是 / 否	/		白人驹,张雪林.医学影像诊断学.8版.北京:人民卫生出版社,2010.	A20100111WT
1342	其他临床辅助检查	4	髂静脉超声	4.8	1342	髂静脉超声	iliac vein ultrasound	受试者是否做过髂静脉超声检查	字符	是 / 否	/		白人驹,张雪林.医学影像诊断学.8版.北京:人民卫生出版社,2010.	A20100111WT
1343	其他临床辅助检查	4	下腔静脉超声	4.9	1343	下腔静脉超声	inferior vena cava ultrasound	受试者是否做过下腔静脉超声检查	字符	是 / 否	/		白人驹,张雪林.医学影像诊断学.8版.北京:人民卫生出版社,2010.	A20100111WT
1344	医学诊断	5	肺动脉高压的诊断	5.1	1344	肺动脉高压	pulmonary arterial hypertension(PAH)	指孤立性肺动脉高压升高,而左心房与肺静脉压力正常,主要由肺小动脉本身病变导致肺血管阻力增加,且不合并慢性呼吸系统疾病、慢性血栓栓塞疾病及其他未知因素导致的肺高血压	字符	是 / 否	/	核心	中华医学会心血管病学分会肺血管病学组,中华心血管病杂志编辑委员会.中国肺高血压诊断和治疗指南2018.中华心血管病杂志,2018,46(12):933-964.	A20100111WT

序号	一级类别名称	一级类别名称序号	二级类别名称	二级类别名称序号	数据元序号	中文名称	英文名称	定义	变量类型	值域	单位	数据等级	来源	版本号
1345	医学诊断	5	肺动脉高压的诊断	5.1	1345	肺动脉高压分型	type of pulmonary arterial hypertension	肺动脉高压的临床分型	字符	特发性 PAH/ 急性肺血管扩张试验阳性 PAH/ 遗传性 PAH/ 药物和毒物相关 PAH/ 相关因素所致 PAH/ 结缔组织病 / 人类免疫缺陷病毒（HIV）感染 / 门脉高压 / 先天性心脏病 / 血吸虫病 / 肺静脉闭塞症（PVOD）/ 肺毛细血管瘤（PCH）/ 新生儿持续性肺高血压（PPHN）	/	核心	中华医学会心血管病学分会肺血管病学组，中华心血管病杂志编辑委员会 . 中国肺高血压诊断和治疗指南 2018. 中华心血管病杂志，2018，46（12）：933–964.	A20100111WT
1346	医学诊断	5	肺高血压的诊断	5.1	1346	肺高血压	pulmonary hypertension（PH）	指各种原因导致的肺动脉压力升高，包括毛细血管前性肺高血压、毛细血管后性肺高血压和混合型肺高血压	字符	是 / 否	/	核心	中华医学会心血管病学分会肺血管病学组，中华心血管病杂志编辑委员会 . 中国肺高血压诊断和治疗指南 2018. 中华心血管病杂志，2018，46（12）：933–964.	A20100111W

序号	一级类别名称	一级类别名称序号	二级类别名称	二级类别名称序号	数据元序号	中文名称	英文名称	定义	变量类型	值域	单位	数据等级	来源	版本号
1347	医学诊断	5	肺动脉高压的诊断	5.1	1347	左心疾病所致肺高血压	PH due to left heart diseases associated	左心疾病所致肺高血压[平均肺动脉压（mPAP）≥25mmHg，肺动脉楔压（PAWP）>15mmHg]	字符	是/否	/	核心	中华医学会心血管病学分会肺血管病学组，中华心血管病杂志编辑委员会.中国肺高血压诊断和治疗指南2018.中华心血管病杂志，2018，46（12）：933-964.	A20100111WT
1348	医学诊断	5	肺动脉高压的诊断	5.1	1348	左心疾病所致肺高血压分型	type of left heart diseases associated PH	肺高血压血流动力学分类之一	字符	射血分数保留的心力衰竭（HFpEF）/心脏瓣膜病/先天性毛细血管后阻塞性病变	/	核心	中华医学会心血管病学分会肺血管病学组，中华心血管病杂志编辑委员会.中国肺高血压诊断和治疗指南2018.中华心血管病杂志，2018，46（12）：933-964.	A20180901JWHU
1349	医学诊断	5	肺动脉高压的诊断	5.1	1349	呼吸系统疾病和/或缺氧所致肺高血压	PH due to lung diseases and/or hypoxia	呼吸系统疾病和/或缺氧所致肺高血压（mPAP≥25mmHg，PAWP≤15mmHg，PVR>3Wood单位）	字符	是/否	/	核心	中华医学会心血管病学分会肺血管病学组，中华心血管病杂志编辑委员会.中国肺高血压诊断和治疗指南2018.中华心血管病杂志，2018，46（12）：933-964.	A20190111ZZ
1350	医学诊断	5	肺动脉高压的诊断	5.1	1350	呼吸系统疾病和/或缺氧所致肺高血压分型	type of PH due to lung diseases and/or hypoxia	肺高血压血流动力学分类之一	字符	阻塞性肺疾病/限制性肺疾病/其他混合性限制或阻塞性肺疾病/非肺部疾病所致低氧/肺发育异常性疾病	/	核心	中华医学会心血管病学分会肺血管病学组，中华心血管病杂志编辑委员会.中国肺高血压诊断和治疗指南2018.中华心血管病杂志，2018，46（12）：933-964.	A20190111ZZ

序号	一级类别名称	一级类别名称序号	二级类别名称	二级类别名称序号	数据元序号	中文名称	英文名称	定义	变量类型	值域	单位	数据等级	来源	版本号
1351	医学诊断	5	肺动脉高压的诊断	5.1	1351	肺动脉阻塞性疾病所致肺高血压	PH due to pulmonary artery occlusion	肺动脉阻塞性疾病所致肺高血压	字符	是/否	/	核心	中华医学会心血管病学分会肺血管病学组,中华心血管病杂志编辑委员会.中国肺高血压诊断和治疗指南2018.中华心血管病杂志,2018,46（12）:933-964.	A20190111ZZ
1352	医学诊断	5	肺动脉高压的诊断	5.1	1352	肺动脉阻塞性疾病所致肺高血压分型	type of PH due to pulmonary artery occlusion	肺动脉阻塞性疾病所致肺高血压分型的种类	字符	慢性血栓栓塞性肺高血压（CTEPH)/其他肺动脉阻塞性病变所致肺高血压/肺动脉肉瘤或血管肉瘤/其他恶性肿瘤/非恶性肿瘤/肺血管炎/先天性肺动脉狭窄/寄生虫阻塞	/	核心	中华医学会心血管病学分会肺血管病学组,中华心血管病杂志编辑委员会.中国肺高血压诊断和治疗指南2018.中华心血管病杂志,2018,46（12）:933-964.	A20190111ZZ
1353	医学诊断	5	肺动脉高压的诊断	5.1	1353	未知原因所致肺高血压	PH due to unclear and/or multifactorial mechanisms	未知因素所致肺高血压,包括单纯和混合性毛细血管后性肺高血压	字符	是/否	/	核心	中华医学会心血管病学分会肺血管病学组,中华心血管病杂志编辑委员会.中国肺高血压诊断和治疗指南2018.中华心血管病杂志,2018,46（12）:933-964.	A20190111ZZ

序号	一级类别名称	一级类别名称序号	二级类别名称	二级类别名称序号	数据元序号	中文名称	英文名称	定义	变量类型	值域	单位	数据等级	来源	版本号
1354	评估量表	6	评价量表	6.1	1354	WHO心功能分级	WHO functional class	WHO心功能分级共包含四级	字符	Ⅰ级:患者有肺动脉高压但体力活动不受限,日常体力活动不会导致气短、乏力、胸痛或黑矇/Ⅱ级:患者有肺动脉高压,体力活动轻度受限,休息时无不适,但日常活动会出现气短、乏力、胸痛或近乎晕厥/Ⅲ级:患者有肺动脉高压,体力活动明显受限,休息时无不适,但低于日常活动量会出现气短、乏力、胸痛或近乎晕厥/Ⅳ级:患者有肺动脉高压,不能进行任何体力活动,有右心衰竭的征象,休息时可有气短和/或乏力,任何体力活动都可加重症状	/	补充	高伟,顾红,胡大一,等.2015年先天性心脏病相关性肺动脉高压诊治中国专家共识.中国介入心脏病学杂志,2015,23(2):61-69.	A20190111ZZ

序号	一级类别名称	一级类别名称序号	二级类别名称	二级类别名称序号	数据元序号	中文名称	英文名称	定义	变量类型	值域	单位	数据等级	来源	版本号
1355	评估量表	6	评价量表	6.1	1355	明尼苏达心力衰竭生活质量问卷	Minnesota Living with Heart Failure Questionnaire（MLHFQ）	此问卷是目前国际上用于慢性心力衰竭患者生活质量评价较为常用的工具之一	数值	0~5	分	核心	龚开政,张振刚,张昕,等.明尼苏达州心力衰竭生活质量问卷与36条简明健康状况调查表对慢性心力衰竭患者生活质量的评估作用.中国临床康复,2005,9(28):29-31.	A20190111ZZ
1356	口服呼吸用药	7	口服药物种类	7.1	1356	地高辛	digoxin	地高辛可改善PAH患者心输出量	字符	是/否	/	补充	中华医学会心血管病学分会肺血管病学组,中华心血管病杂志编辑委员会.中国肺高血压诊断和治疗指南2018.中华心血管病杂志,2018,46(12):933-964.	A20100111WT
1357	口服呼吸用药	7	口服药物种类	7.1	1357	铁剂	chalybeate	可使PAH患者运动耐量上升	字符	是/否	/	补充	中华医学会心血管病学分会肺血管病学组,中华心血管病杂志编辑委员会.中国肺高血压诊断和治疗指南2018.中华心血管病杂志,2018,46(12):933-964.	A20100111WT
1358	口服呼吸用药	7	口服药物种类	7.1	1358	靶向治疗药物	targeted therapeutic drugs	受试者使用靶向药物联合治疗	字符	内皮素受体拮抗剂/5型磷酸二酯酶抑制剂/鸟苷酸环化酶激动剂/人工合成前列环素类似物/前列环素受体（IP）激动剂		补充	中华医学会心血管病学分会肺血管病学组,中华心血管病杂志编辑委员会.中国肺高血压诊断和治疗指南2018.中华心血管病杂志,2018,46(12):933-964.	A20100111WT

序号	一级类别名称	一级类别名称序号	二级类别名称	二级类别名称序号	数据元序号	中文名称	英文名称	定义	变量类型	值域	单位	数据等级	来源	版本号
1359	吸入呼吸用药	8	吸入药物种类	8.1	1359	前列环素类似物	prostacyclin analogue	可刺激腺苷酸环化酶,使平滑肌细胞内环腺苷酸（cAMP）浓度升高,进而扩张血管	字符	伊前列醇/伊洛前列素/曲前列尼尔/贝前列素/司来帕格	/	核心	中华医学会心血管病学分会肺血管病学组,中华心血管病杂志编辑委员会.中国肺高血压诊断和治疗指南2018.中华心血管病杂志,2018,46（12）:933-964.	A20100111WT
1360	临床研究	9	临床研究信息	9.1	1360	临床研究意愿	desire to participate in clinical research	受试者是否参与临床研究意愿	字符	是/否	/	补充	孙颖浩,贺佳.临床研究设计与实践.北京:人民卫生出版社,2017.	A20100111WT
1361	随访预后情况	10	随访预后信息	10.1	1361	因肺动脉高压加重住院次数	number of hospitalization due to PH exacerbation	受试者因肺动脉高压加重住院的次数	数值	/	次	补充	钟南山,刘又宁.呼吸病学.2版.北京:人民卫生出版社,2012.	A20100111WT

五、间质性肺疾病

包括疾病症状、实验室检验、胸部 CT 检查、病理诊断评价、其他临床辅助检查、医学诊断、治疗用药、随访预后情况相关的数据元。

序号	一级类别名称	一级类别名称序号	二级类别名称	二级类别名称序号	数据元序号	中文名称	英文名称	定义	变量类型	值域	单位	数据等级	来源	版本号
1362	疾病症状	1	呼吸道之外的症状	1.1	1362	皮疹	rash	一种皮肤病变,从单纯的皮肤颜色改变到皮肤表面隆起或发生水疱等有多种多样的表现形式,为全身性疾病的症候之一	字符	是 / 否	/	探索	张学军,郑捷 . 皮肤性病学 . 9 版 . 北京:人民卫生出版社,2013.	A20190215OYE
1363	疾病症状	1	呼吸道之外的症状	1.1	1363	皮疹出现日期	date of rash	受试者出现皮疹的公元纪年日期的完整描述	日期	YYYY-MM-DD	/	探索	张学军,郑捷 . 皮肤性病学 . 9 版 . 北京:人民卫生出版社,2013.	A20190215OYE
1364	疾病症状	1	呼吸道之外的症状	1.1	1364	皮疹部位	site of rash	对受试者皮疹部位的详细描述	字符	1= 眼睑 /2= 鼻翼两侧面部 /3= 其他面部 /4= 颈部 / V 区 /5= 躯干 /6= 手、肘关节伸面 / 7= 其他四肢部 / 8= 其他	/	探索	中华人民共和国卫生部 . 疾病控制基本数据集 第 5 部分:职业性健康监护(WS 375.5—2012).	A20190215OYE

序号	一级类别名称	一级类别名称序号	二级类别名称	二级类别名称序号	数据元序号	中文名称	英文名称	定义	变量类型	值域	单位	数据等级	来源	版本号
1365	疾病症状	1	呼吸道之外的症状	1.1	1365	皮疹类型	form of rash	受试者出现皮疹的类型	字符	1=红斑/2=丘疹/3=脱屑/4=结节红斑/5=溃疡/6=网状青斑/7=技工手/8=Gottron征/9=向阳疹/10=披肩征/11=其他	/	探索	张学军,郑捷.皮肤性病学.9版.北京:人民卫生出版社,2013.	A201902150YE
1366	疾病症状	1	呼吸道之外的症状	1.1	1366	皮下结节	subcutaneous nodule	一种较硬的圆形或椭圆形的无痛性小结	字符	是/否	/	探索	钟南山,刘又宁.呼吸病学.2版.北京:人民卫生出版社,2012.	A201902150YE
1367	疾病症状	1	呼吸道之外的症状	1.1	1367	皮下结节部位	site of subcutaneous nodule	对受试者皮下结节部位的详细描述	字符	1=躯干/2=四肢/3=面部	/	探索	钟南山,刘又宁.呼吸病学.2版.北京:人民卫生出版社,2012.	A201902150YE
1368	疾病症状	1	呼吸道之外的症状	1.1	1368	光过敏	light sensitiveness	皮肤被紫外线照射(如日晒)后,所诱发的一系列皮肤病的总称,表现为暴露部位的皮肤出现红斑、丘疹、红斑、风团,或大疱性皮疹,伴灼热、痒痛感	字符	是/否	/	探索	张学军,郑捷.皮肤性病学.9版.北京:人民卫生出版社,2013.	A201902150YE
1369	疾病症状	1	呼吸道之外的症状	1.1	1369	光过敏年长	duration of light sensitiveness	光过敏症状的年限为几年	数值	0~100	年	探索	张学军,郑捷.皮肤性病学.9版.北京:人民卫生出版社,2013.	A201902150YE

序号	一级类别名称	一级类别名称序号	二级类别名称	二级类别名称序号	数据元序号	中文名称	英文名称	定义	变量类型	值域	单位	数据等级	来源	版本号
1370	疾病症状	1	呼吸道之外的症状	1.1	1370	反复口腔溃疡（每年发作≥3次）	repeated oral ulcers	受试者是否有病菌感染引发的反复口腔溃疡体征	字符	是／否	／	探索	中华人民共和国卫生部.疾病控制基本数据集　第5部分：职业性健康监护（WS 375.5—2012）.	A20190215OYE
1371	疾病症状	1	呼吸道之外的症状	1.1	1371	肢端溃疡	acral ulcer	受试者是否伴有病菌感染引发的肢端溃疡体征	字符	是／否	／	探索	钟南山，刘又宁.呼吸病学.2版.北京：人民卫生出版社，2012.	A20190215OYE
1372	疾病症状	1	呼吸道之外的症状	1.1	1372	生殖器溃疡	genital ulcer	受试者是否有生殖器溃疡症状	字符	是／否	／	探索	钟南山，刘又宁.呼吸病学.2版.北京：人民卫生出版社，2012.	A20190215OYE
1373	疾病症状	1	呼吸道之外的症状	1.1	1373	手掌／指腹毛细血管扩张性红斑	erythema of palmar/digitalis telangiectasia	受试者是否有手掌／指腹毛细血管扩张性红斑症状	字符	是／否	／	探索	钟南山，刘又宁.呼吸病学.2版.北京：人民卫生出版社，2012.	A20190215OYE
1374	疾病症状	1	呼吸道之外的症状	1.1	1374	关节肿痛	arthralgia	受试者是否有关节肿痛症状	字符	是／否	／	探索	中华人民共和国卫生部.疾病控制基本数据集　第5部分：职业性健康监护（WS 375.5—2012）.	A20190215OYE
1375	疾病症状	1	呼吸道之外的症状	1.1	1375	关节肿痛时长	duration of arthralgia	受试者发生关节肿痛的年限为几年	数值	／	年	探索	中华人民共和国卫生部.疾病控制基本数据集　第5部分：职业性健康监护（WS 375.5—2012）.	A20190215OYE

序号	一级类别名称	一级类别名称序号	二级类别名称	二级类别名称序号	数据元序号	中文名称	英文名称	定义	变量类型	值域	单位	数据等级	来源	版本号
1376	疾病症状	1	呼吸道之外的症状	1.1	1376	关节肿痛部位	site of arthralgia	受试者发生关节肿痛症状部位的详细描述	字符	1=手或腕关节/2=肘关节/3=肩关节/4=足或踝关节/5=膝关节/6=髋关节/7=其他	/	探索	中华人民共和国卫生部.疾病控制基本数据集 第5部分:职业性健康监护(WS 375.5—2012).	A20190215OYE
1377	疾病症状	1	呼吸道之外的症状	1.1	1377	关节畸形	joint deformity	受试者是否有关节畸形症状	字符	是/否	/	探索	葛均波,徐永健,王辰.内科学.9版.北京:人民卫生出版社,2018.	A20190215OYE
1378	疾病症状	1	呼吸道之外的症状	1.1	1378	关节畸形时长	duration of joint deformity	受试者发生关节畸形症状的年限为几年	数值	0~100	年	探索	葛均波,徐永健,王辰.内科学.9版.北京:人民卫生出版社,2018.	A20190215OYE
1379	疾病症状	1	呼吸道之外的症状	1.1	1379	关节畸形部位	site of joint deformity	受试者发生关节畸形部位的详细描述	字符	1=手或腕关节/2=肘关节/3=肩关节/4=足或踝关节/5=膝关节/6=髋关节/7=其他	/	探索	葛均波,徐永健,王辰.内科学.9版.北京:人民卫生出版社,2018.	A20190215OYE
1380	疾病症状	1	呼吸道之外的症状	1.1	1380	晨僵	morning stiffness	患者清晨醒后关节部位出现的发僵和发紧感,活动后这种感觉可得到明显改善	字符	是/否	/	探索	葛均波,徐永健,王辰.内科学.9版.北京:人民卫生出版社,2018.	A20190215OYE
1381	疾病症状	1	呼吸道之外的症状	1.1	1381	雷诺现象	Raynaud's phenomenon	由职业因素引起的手指间歇性苍白和发绀	字符	是/否	/	探索	万学红,卢雪峰.诊断学.9版.北京:人民卫生出版社,2018.	A20190215OYE

序号	一级类别名称	一级类别名称序号	二级类别名称	二级类别名称序号	数据元序号	中文名称	英文名称	定义	变量类型	值域	单位	数据等级	来源	版本号
1382	疾病症状	1	呼吸道之外的症状	1.1	1382	肌肉疼痛	myalgia	受试者是否有肌肉疼痛症状	字符	是／否	/	探索	陈孝平,汪建平,赵继宗.外科学.9版.北京:人民卫生出版社,2018.	A20190215OYE
1383	疾病症状	1	呼吸道之外的症状	1.1	1383	肌肉疼痛部位	site of myalgia	受试者发生肌肉疼痛部位的详细描述	字符	1=双上肢近端／2=双上肢远端／3=双下肢近端／4=双下肢远端	/	探索	陈孝平,汪建平,赵继宗.外科学.9版.北京:人民卫生出版社,2018.	A20190215OYE
1384	疾病症状	1	呼吸道之外的症状	1.1	1384	肌肉乏力	muscle weakness	受试者是否有肌肉乏力症状	字符	是／否	/	探索	陈孝平,汪建平,赵继宗.外科学.9版.北京:人民卫生出版社,2018.	A20190215OYE
1385	疾病症状	1	呼吸道之外的症状	1.1	1385	肌肉乏力部位	site of muscle weakness	受试者发生肌肉乏力部位的详细描述	字符	1=上肢抬起困难／2=蹲下站起困难／3=抬腿困难／4=吞咽困难／5=其他	/	探索	陈孝平,汪建平,赵继宗.外科学.9版.北京:人民卫生出版社,2018.	A20190215OYE
1386	疾病症状	1	呼吸道之外的症状	1.1	1386	口干（如吃固体食物需要用水送服）	dry mouth	受试者是否有口干症状	字符	是／否	/	探索	万学红,卢雪峰.诊断学.9版.北京:人民卫生出版社,2018.	A20190215OYE
1387	疾病症状	1	呼吸道之外的症状	1.1	1387	眼干	dry eyes syndrome	受试者是否有干眼症的症状	字符	是／否	/	探索	万学红,卢雪峰.诊断学.9版.北京:人民卫生出版社,2018.	A20190215OYE
1388	疾病症状	1	呼吸道之外的症状	1.1	1388	牙齿片状脱落	teeth flake off	受试者是否有牙齿片状脱落的症状	字符	是／否	/	探索	万学红,卢雪峰.诊断学.9版.北京:人民卫生出版社,2018.	A20190215OYE

序号	一级类别名称	一级类别名称序号	二级类别名称	二级类别名称序号	数据元序号	中文名称	英文名称	定义	变量类型	值域	单位	数据等级	来源	版本号
1389	实验室检验	2	抗核抗体谱	2.1	1389	抗核抗体	antinuclear antibody（ANA）	以真核细胞的各种成分为靶抗原的自身抗体的总称。受试者抗核抗体检查结果的详细描述	字符	阴性/阳性/未检查	/	补充	中国医师协会风湿免疫科医师分会自身抗体检测专业委员会.抗核抗体检测的临床应用专家共识.中华检验医学杂志,2018,41（4）:275–280.	A20190215OYE
1390	实验室检·验	2	抗核抗体谱	2.1	1390	抗核抗体核型	antinuclear antibody（ANA）karyotype	受试者抗核抗体谱中抗核抗体核型检验结果的详细描述	字符	/	/	补充	中国医师协会风湿免疫科医师分会自身抗体检测专业委员会.抗核抗体检测的临床应用专家共识.中华检验医学杂志,2018,41（4）:275–280.	A20190215OYE
1391	实验室检验	2	抗核抗体谱	2.1	1391	抗核抗体滴度	antinuclear antibody（ANA）titer	受试者抗核抗体谱中抗核抗体滴度检验结果的详细描述	数值	n：n(n为大于0的数值)	/	补充	中国医师协会风湿免疫科医师分会自身抗体检测专业委员会.抗核抗体检测的临床应用专家共识.中华检验医学杂志,2018,41（4）:275–280.	A20190215OYE
1392	实验室检验	2	抗核抗体谱	2.1	1392	抗Sm抗体	anti–Sm antibody	受试者抗核抗体谱中抗Sm抗体检验结果的详细描述	字符	阴性/阳性/未检查	/	补充	中国医师协会风湿免疫科医师分会自身抗体检测专业委员会.抗核抗体检测的临床应用专家共识.中华检验医学杂志,2018,41（4）:275–280.	A20190215OYE
1393	实验室检验	2	抗核抗体谱	2.1	1393	抗中心粒抗体	anti–centriole antibody	受试者抗核抗体谱中抗中心粒抗体检验结果的详细描述	字符	阴性/阳性/未检查	/	补充	中国医师协会风湿免疫科医师分会自身抗体检测专业委员会.抗核抗体检测的临床应用专家共识.中华检验医学杂志,2018,41（4）:275–280.	A20190215OYE

序号	一级类别名称	一级类别名称序号	二级类别名称	二级类别名称序号	数据元序号	中文名称	英文名称	定义	变量类型	值域	单位	数据等级	来源	版本号
1394	实验室检验	2	抗核抗体谱	2.1	1394	抗SSA抗体	anti–SSA antibody	受试者抗核抗体谱中抗SSA抗体检验结果的详细描述	字符	阴性/阳性/未检查	/	补充	中国医师协会风湿免疫科医师分会自身抗体检测专业委员会.抗核抗体检测的临床应用专家共识.中华检验医学杂志,2018,41（4）:275–280.	A20190215OYE
1395	实验室检验	2	抗核抗体谱	2.1	1395	抗Ro–52抗体	anti–Ro–52 antibody	受试者抗核抗体谱中抗Ro-52抗体检验结果的详细描述	字符	阴性/阳性/未检查	/	补充	中国医师协会风湿免疫科医师分会自身抗体检测专业委员会.抗核抗体检测的临床应用专家共识.中华检验医学杂志,2018,41（4）:275–280.	A20190215OYE
1396	实验室检验	2	抗核抗体谱	2.1	1396	抗SSB抗体	anti–SSB antibody	受试者抗核抗体谱中抗SSB检验结果的详细描述	字符	阴性/阳性/未检查	/	补充	中国医师协会风湿免疫科医师分会自身抗体检测专业委员会.抗核抗体检测的临床应用专家共识.中华检验医学杂志,2018,41（4）:275–280.	A20190215OYE
1397	实验室检验	2	抗核抗体谱	2.1	1397	抗RNP抗体	anti–RNP antibody	受试者抗核抗体谱中抗RNP抗体检验结果的详细描述	字符	阴性/阳性/未检查	/	补充	中国医师协会风湿免疫科医师分会自身抗体检测专业委员会.抗核抗体检测的临床应用专家共识.中华检验医学杂志,2018,41（4）:275–280.	A20190215OYE
1398	实验室检验	2	抗核抗体谱	2.1	1398	抗Jo–1抗体	anti–Jo–1 antibody	受试者抗核抗体谱中抗Jo-1抗体检验结果的详细描述	字符	阴性/阳性/未检查	/	补充	中国医师协会风湿免疫科医师分会自身抗体检测专业委员会.抗核抗体检测的临床应用专家共识.中华检验医学杂志,2018,41（4）:275–280.	A20190215OYE

序号	一级类别名称	一级类别名称序号	二级类别名称	二级类别名称序号	数据元序号	中文名称	英文名称	定义	变量类型	值域	单位	数据等级	来源	版本号
1399	实验室检验	2	抗核抗体谱	2.1	1399	抗Scl-70抗体	anti-Scl-70 antibody	受试者抗核抗体谱中抗Scl-70抗体检验结果的详细描述	字符	阴性/阳性/未检查	/	补充	中国医师协会风湿免疫科医师分会自身抗体检测专业委员会.抗核抗体检测的临床应用专家共识.中华检验医学杂志,2018,41(4):275-280.	A20190215OYE
1400	实验室检验	2	抗核抗体谱	2.1	1400	抗着丝点蛋白B抗体	anti-CENP-B antibody	受试者抗核抗体谱中抗着丝点抗体检验结果的详细描述	字符	阴性/阳性/未检查	/	补充	中国医师协会风湿免疫科医师分会自身抗体检测专业委员会.抗核抗体检测的临床应用专家共识.中华检验医学杂志,2018,41(4):275-280.	A20190215OYE
1401	实验室检验	2	抗核抗体谱	2.1	1401	抗PM-Scl抗体	anti-PM-Scl antibody	受试者抗核抗体谱中抗PM-Scl抗体检验结果的详细描述	字符	阴性/阳性/未检查	/	补充	中国医师协会风湿免疫科医师分会自身抗体检测专业委员会.抗核抗体检测的临床应用专家共识.中华检验医学杂志,2018,41(4):275-280.	A20190215OYE
1402	实验室检验	2	抗核抗体谱	2.1	1402	抗组蛋白抗体	anti-histone antibody	受试者抗核抗体谱中抗组蛋白抗体检验结果的详细描述	字符	阴性/阳性/未检查	/	补充	中国医师协会风湿免疫科医师分会自身抗体检测专业委员会.抗核抗体检测的临床应用专家共识.中华检验医学杂志,2018,41(4):275-280.	A20190215OYE
1403	实验室检验	2	抗核抗体谱	2.1	1403	抗dsDNA抗体	anti-double stranded DNA antibody	受试者抗核抗体谱中抗dsDNA抗体检验结果的详细描述	字符	阴性/阳性/未检查	/	补充	中国医师协会风湿免疫科医师分会自身抗体检测专业委员会.抗核抗体检测的临床应用专家共识.中华检验医学杂志,2018,41(4):275-280.	A20190215OYE

序号	一级类别名称	一级类别名称序号	二级类别名称	二级类别名称序号	数据元序号	中文名称	英文名称	定义	变量类型	值域	单位	数据等级	来源	版本号
1404	实验室检验	2	抗中性粒细胞胞质抗体谱	2.2	1404	抗中性粒细胞胞质抗体	antineutrophil cytoplasmic antibody（ANCA）	受试者抗中性粒细胞胞质抗体谱中抗中性粒细胞胞质抗体（ANCA）检验结果的详细描述	字符	阴性/阳性/未检查	/	补充	中国医师协会风湿免疫科医师分会自身抗体检测专业委员会.抗核抗体检测的临床应用专家共识.中华检验医学杂志,2018,41（4）:275-280.	A20190215OYE
1405	实验室检验	2	抗中性粒细胞胞质抗体谱	2.2	1405	抗中性粒细胞胞质抗体（胞质型）	cytoplasmic antineutrophil cytoplasmic antibod（c-ANCA）	受试者抗中性粒细胞胞质抗体谱中抗中性粒细胞胞质抗体（胞质型）（c-ANCA）检验结果的详细描述	字符	阴性/阳性/未检查	/	补充	中国医师协会风湿免疫科医师分会自身抗体检测专业委员会.抗核抗体检测的临床应用专家共识.中华检验医学杂志,2018,41（4）:275-280.	A20190215OYE
1406	实验室检验	2	抗中性粒细胞胞质抗体谱	2.2	1406	抗中性粒细胞胞质抗体（核周型）	perinuclear antineutrophil cytoplasmic antibodies（p-ANCA）	受试者抗中性粒细胞胞质抗体谱中抗中性粒细胞胞质抗体（核周型）（p-ANCA）检验结果的详细描述	字符	阴性/阳性/未检查	/	补充	中国医师协会风湿免疫科医师分会自身抗体检测专业委员会.抗核抗体检测的临床应用专家共识.中华检验医学杂志,2018,41（4）:275-280.	A20190215OYE
1407	实验室检验	2	抗中性粒细胞胞质抗体谱	2.2	1407	抗髓过氧化物酶抗体	anti-myeloperoxidase（MPO）antibody	受试者抗中性粒细胞胞质抗体谱中抗髓过氧化物酶抗体（MPO）检验结果的详细描述	字符	阴性/阳性/未检查	/	补充	中国医师协会风湿免疫科医师分会自身抗体检测专业委员会.抗核抗体检测的临床应用专家共识.中华检验医学杂志,2018,41（4）:275-280.	A20190215OYE

序号	一级类别名称	一级类别名称序号	二级类别名称	二级类别名称序号	数据元序号	中文名称	英文名称	定义	变量类型	值域	单位	数据等级	来源	版本号
1408	实验室检验	2	抗中性粒细胞胞质抗体谱	2.2	1408	抗丝氨酸蛋白酶3抗体	anti-proteinase 3（PR3）antibody	受试者抗中性粒细胞胞质抗体谱中抗丝氨酸蛋白酶3抗体（PR3）检验结果的详细描述	字符	阴性/阳性/未检查	/	补充	中国医师协会风湿免疫科医师分会自身抗体检测专业委员会.抗核抗体检测的临床应用专家共识.中华检验医学杂志,2018,41（4）:275-280.	A20190215OYE
1409	实验室检验	2	自身免疫性肝病抗体谱	2.3	1409	抗线粒体抗体（荧光法）	anti-mitochondria antibody（fluorescence）	受试者自身免疫性肝病抗体谱中抗线粒体抗体（荧光法）检验结果的详细描述	字符	阴性/阳性/未检查	/	补充	中国医师协会风湿免疫科医师分会自身抗体检测专业委员会.抗核抗体检测的临床应用专家共识.中华检验医学杂志,2018,41（4）:275-280.	A20190215OYE
1410	实验室检验	2	自身免疫性肝病抗体谱	2.3	1410	抗线粒体抗体M2型IgG	anti-mitochondrial antibody M2 IgG	受试者自身免疫性肝病抗体谱中抗线粒体M2型抗体IgG检验结果的详细描述	字符	阴性/阳性/未检查	/	补充	中国医师协会风湿免疫科医师分会自身抗体检测专业委员会.抗核抗体检测的临床应用专家共识.中华检验医学杂志,2018,41（4）:275-280.	A20190215OYE
1411	实验室检验	2	自身免疫性肝病抗体谱	2.3	1411	抗线粒体抗体M2型抗体IgA	anti-mitochondrial antibody M2 IgA	受试者自身免疫性肝病抗体谱中抗线粒体抗体M2型IgA检验结果的详细描述	字符	阴性/阳性/未检查	/	补充	中国医师协会风湿免疫科医师分会自身抗体检测专业委员会.抗核抗体检测的临床应用专家共识.中华检验医学杂志,2018,41（4）:275-280.	A20190215OYE
1412	实验室检验	2	自身免疫性肝病抗体谱	2.3	1412	抗线粒体抗体M2型IgM	anti-mitochondrial antibody M2 IgM	受试者自身免疫性肝病抗体谱中抗线粒体抗体M2型IgM检验结果的详细描述	字符	阴性/阳性/未检查	/	补充	中国医师协会风湿免疫科医师分会自身抗体检测专业委员会.抗核抗体检测的临床应用专家共识.中华检验医学杂志,2018,41（4）:275-280.	A20190215OYE

序号	一级类别名称	一级类别名称序号	二级类别名称	二级类别名称序号	数据元序号	中文名称	英文名称	定义	变量类型	值域	单位	数据等级	来源	版本号
1413	实验室检验	2	自身免疫性肝病抗体谱	2.3	1413	抗平滑肌抗体	anti-smooth muscle antibody	受试者自身免疫性肝病抗体谱中平滑肌抗体检验结果的详细描述	字符	阴性/阳性/未检查	/	补充	中国医师协会风湿免疫科医师分会自身抗体检测专业委员会.抗核抗体检测的临床应用专家共识.中华检验医学杂志,2018,41(4):275-280.	A20190215OYE
1414	实验室检验	2	自身免疫性肝病抗体谱	2.3	1414	抗心肌抗体	anti-myocardium antibody	受试者自身免疫性肝病抗体谱中心肌抗体检验结果的详细描述	字符	阴性/阳性/未检查	/	补充	中国医师协会风湿免疫科医师分会自身抗体检测专业委员会.抗核抗体检测的临床应用专家共识.中华检验医学杂志,2018,41(4):275-280.	A20190215OYE
1415	实验室检验	2	自身免疫性肝病抗体谱	2.3	1415	抗胃壁细胞抗体	anti-gastric parietal cell antibody	受试者自身免疫性肝病抗体谱中抗胃壁细胞抗体检验结果的详细描述	字符	阴性/阳性/未检查	/	补充	中国医师协会风湿免疫科医师分会自身抗体检测专业委员会.抗核抗体检测的临床应用专家共识.中华检验医学杂志,2018,41(4):275-280.	A20190215OYE
1416	实验室检验	2	自身免疫性肝病抗体谱	2.3	1416	抗SP100抗体	anti-SP100 antibody	受试者自身免疫性肝病抗体谱中抗SP100抗体检验结果的详细描述	字符	阴性/阳性/未检查	/	补充	中国医师协会风湿免疫科医师分会自身抗体检测专业委员会.抗核抗体检测的临床应用专家共识.中华检验医学杂志,2018,41(4):275-280.	A20190215OYE
1417	实验室检验	2	自身免疫性肝病抗体谱	2.3	1417	抗早幼粒细胞白血病蛋白抗体	anti-promyelocytic leukemia protein antibody	受试者自身免疫性肝病抗体谱中抗早幼粒细胞白血病蛋白抗体检验结果的详细描述	字符	阴性/阳性/未检查	/	补充	中国医师协会风湿免疫科医师分会自身抗体检测专业委员会.抗核抗体检测的临床应用专家共识.中华检验医学杂志,2018,41(4):275-280.	A20190215OYE

序号	一级类别名称	一级类别名称序号	二级类别名称	二级类别名称序号	数据元序号	中文名称	英文名称	定义	变量类型	值域	单位	数据等级	来源	版本号
1418	实验室检验	2	自身免疫性肝病抗体谱	2.3	1418	抗糖蛋白210抗体	anti-glycoprotein 210 antibody	受试者自身免疫性肝病抗体谱中抗糖蛋白210抗体检验结果的详细描述	字符	阴性/阳性/未检查	/	补充	中国医师协会风湿免疫科医师分会自身抗体检测专业委员会.抗核抗体检测的临床应用专家共识.中华检验医学杂志,2018,41(4):275-280.	A20190215OYE
1419	实验室检验	2	自身免疫性肝病抗体谱	2.3	1419	抗肝肾微粒体抗体	anti-liver kidney microsomal antibody	受试者自身免疫性肝病抗体谱中抗肝肾微粒体抗体检验结果的详细描述	字符	阴性/阳性/未检查	/	补充	中国医师协会风湿免疫科医师分会自身抗体检测专业委员会.抗核抗体检测的临床应用专家共识.中华检验医学杂志,2018,41(4):275-280.	A20190215OYE
1420	实验室检验	2	自身免疫性肝病抗体谱	2.3	1420	抗肝细胞溶质抗原1型抗体	anti-hepatocyte solute antigen type 1 antibody	受试者自身免疫性肝病抗体谱中抗肝细胞溶质抗原1型抗体检验结果的详细描述	字符	阴性/阳性/未检查	/	补充	中国医师协会风湿免疫科医师分会自身抗体检测专业委员会.抗核抗体检测的临床应用专家共识.中华检验医学杂志,2018,41(4):275-280.	A20190215OYE
1421	实验室检验	2	自身免疫性肝病抗体谱	2.3	1421	抗可溶性肝抗原/胰抗原抗体	anti-soluble liver antigen/pancreatic antigen antibody	受试者自身免疫性肝病抗体谱中抗可溶性肝抗原/胰抗原抗体检验结果的详细描述	字符	阴性/阳性/未检查	/	补充	中国医师协会风湿免疫科医师分会自身抗体检测专业委员会.抗核抗体检测的临床应用专家共识.中华检验医学杂志,2018,41(4):275-280.	A20190215OYE
1422	实验室检验	2	肌炎抗体谱	2.4	1422	抗Mi-2α抗体IgG	anti-Mi-2α antibody IgG	受试者抗Mi-2α抗体IgG检验结果的详细描述	字符	阴性/可疑/弱阳性/阳性/强阳性	/	补充	李萍,李永哲.IgG亚类检测在相关疾病中的临床意义.中华检验医学杂志,2012,35(3):207-211.	A20190215OYE

序号	一级类别名称	一级类别名称序号	二级类别名称	二级类别名称序号	数据元序号	中文名称	英文名称	定义	变量类型	值域	单位	数据等级	来源	版本号
1423	实验室检验	2	肌炎抗体谱	2.4	1423	抗Mi-2β抗体IgG	anti-Mi-2β antibody IgG	受试者抗Mi-2β抗体IgG检验结果的详细描述	字符	阴性/可疑/弱阳性/阳性/强阳性	/	补充	李萍,李永哲.IgG亚类检测在相关疾病中的临床意义.中华检验医学杂志,2012,35（3）:207-211.	A20190215OYE
1424	实验室检验	2	肌炎抗体谱	2.4	1424	TIF1γ抗体IgG	TIF1γ antibody IgG	受试者TIF1γ抗体IgG检验结果的详细描述	字符	阴性/可疑/弱阳性/阳性/强阳性	/	补充	李萍,李永哲.IgG亚类检测在相关疾病中的临床意义.中华检验医学杂志,2012,35（3）:207-211.	A20190215OYE
1425	实验室检验	2	肌炎抗体谱	2.4	1425	抗MDA5抗体IgG	anti-MDA5 antibody IgG	受试者抗MDA5抗体IgG检验结果的详细描述	字符	阴性/可疑/弱阳性/阳性/强阳性	/	补充	李萍,李永哲.IgG亚类检测在相关疾病中的临床意义.中华检验医学杂志,2012,35（3）:207-211.	A20190215OYE
1426	实验室检验	2	肌炎抗体谱	2.4	1426	抗NXP2抗体IgG	anti-NXP2 antibody IgG	受试者抗NXP2抗体IgG检验结果的详细描述	字符	阴性/可疑/弱阳性/阳性/强阳性	/	补充	李萍,李永哲.IgG亚类检测在相关疾病中的临床意义.中华检验医学杂志,2012,35（3）:207-211.	A20190215OYE
1427	实验室检验	2	肌炎抗体谱	2.4	1427	抗SAE1抗体IgG	anti-SAE1 antibody IgG	受试者抗SAE1抗体IgG检验结果的详细描述	字符	阴性/可疑/弱阳性/阳性/强阳性	/	补充	李萍,李永哲.IgG亚类检测在相关疾病中的临床意义.中华检验医学杂志,2012,35（3）:207-211.	A20190215OYE
1428	实验室检验	2	肌炎抗体谱	2.4	1428	抗Ku抗体IgG	anti-Ku antibody IgG	受试者抗Ku抗体IgG检验结果的详细描述	字符	阴性/可疑/弱阳性/阳性/强阳性	/	补充	李萍,李永哲.IgG亚类检测在相关疾病中的临床意义.中华检验医学杂志,2012,35（3）:207-211.	A20190215OYE

序号	一级类别名称	一级类别名称序号	二级类别名称	二级类别名称序号	数据元序号	中文名称	英文名称	定义	变量类型	值域	单位	数据等级	来源	版本号
1429	实验室检验	2	肌炎抗体谱	2.4	1429	抗PM-Scl100抗体IgG	anti-PM-Scl100 antibody IgG	受试者抗PM-Scl100抗体IgG检验结果的详细描述	字符	阴性/可疑/弱阳性/阳性/强阳性	/	补充	李萍,李永哲.IgG亚类检测在相关疾病中的临床意义.中华检验医学杂志,2012,35(3):207-211.	A20190215OYE
1430	实验室检验	2	肌炎抗体谱	2.4	1430	抗PM-Scl75抗体IgG	anti-PM-Scl75 antibody IgG	受试者抗PM-Scl75抗体IgG检验结果的详细描述	字符	阴性/可疑/弱阳性/阳性/强阳性	/	补充	李萍,李永哲.IgG亚类检测在相关疾病中的临床意义.中华检验医学杂志,2012,35(3):207-211.	A20190215OYE
1431	实验室检验	2	肌炎抗体谱	2.4	1431	抗Jo-1抗体IgG	anti-Jo-1 antibody IgG	受试者抗Jo-1抗体IgG检验结果的详细描述	字符	阴性/可疑/弱阳性/阳性/强阳性	/	补充	李萍,李永哲.IgG亚类检测在相关疾病中的临床意义.中华检验医学杂志,2012,35(3):207-211.	A20190215OYE
1432	实验室检验	2	肌炎抗体谱	2.4	1432	抗SRP抗体IgG	anti-SRP antibody IgG	受试者抗SRP抗体IgG检验结果的详细描述	字符	阴性/可疑/弱阳性/阳性/强阳性	/	补充	李萍,李永哲.IgG亚类检测在相关疾病中的临床意义.中华检验医学杂志,2012,35(3):207-211.	A20190215OYE
1433	实验室检验	2	肌炎抗体谱	2.4	1433	抗PL-7抗体IgG	anti-PL-7 antibody IgG	受试者抗PL-7抗体IgG检验结果的详细描述	字符	阴性/可疑/弱阳性/阳性/强阳性	/	补充	李萍,李永哲.IgG亚类检测在相关疾病中的临床意义.中华检验医学杂志,2012,35(3):207-211.	A20190215OYE
1434	实验室检验	2	肌炎抗体谱	2.4	1434	抗PL-12抗体IgG	anti-PL-12 antibody IgG	受试者抗PL-12抗体IgG检验结果的详细描述	字符	阴性/可疑/弱阳性/阳性/强阳性	/	补充	李萍,李永哲.IgG亚类检测在相关疾病中的临床意义.中华检验医学杂志,2012,35(3):207-211.	A20190215OYE

序号	一级类别名称	一级类别名称序号	二级类别名称	二级类别名称序号	数据元序号	中文名称	英文名称	定义	变量类型	值域	单位	数据等级	来源	版本号
1435	实验室检验	2	肌炎抗体谱	2.4	1435	抗EJ抗体IgG	anti-EJ antibody IgG	受试者抗EJ抗体IgG检验结果的详细描述	字符	阴性/可疑/弱阳性/阳性/强阳性	/	补充	李萍,李永哲.IgG亚类检测在相关疾病中的临床意义.中华检验医学杂志,2012,35(3):207-211.	A20190215OYE
1436	实验室检验	2	肌炎抗体谱	2.4	1436	抗OJ抗体IgG	anti-OJ antibody IgG	受试者抗OJ抗体IgG检验结果的详细描述	字符	阴性/可疑/弱阳性/阳性/强阳性	/	补充	李萍,李永哲.IgG亚类检测在相关疾病中的临床意义.中华检验医学杂志,2012,35(3):207-211.	A20190215OYE
1437	实验室检验	2	肌炎抗体谱	2.4	1437	抗Ro-52抗体IgG	anti-Ro-52 antibody IgG	受试者抗Ro-52抗体IgG检验结果的详细描述	字符	阴性/可疑/弱阳性/阳性/强阳性	/	补充	李萍,李永哲.IgG亚类检测在相关疾病中的临床意义.中华检验医学杂志,2012,35(3):207-211.	A20190215OYE
1438	实验室检验	2	其他抗体	2.5	1438	类风湿因子	rheumatoid factor（RF）	受试者类风湿因子检验结果的详细描述	字符	阴性/阳性/未检查	/	补充	曹雪涛.医学免疫学.7版.北京:人民卫生出版社,2018.	A20190215OYE
1439	实验室检验	2	其他抗体	2.5	1439	抗环状瓜氨酸多肽抗体	anti-cyclic citrulline polypeptide antibody	受试者抗环状瓜氨酸多肽抗体检验结果的详细描述	字符	阴性/阳性/未检查	/	补充	曹雪涛.医学免疫学.7版.北京:人民卫生出版社,2018.	A20190215OYE
1440	实验室检验	2	其他抗体	2.5	1440	抗心磷脂抗体IgG	anti-cardiolipin antibody IgG	受试者抗心磷脂抗体IgG检验结果的详细描述	字符	阴性/阳性/未检查	/	补充	曹雪涛.医学免疫学.7版.北京:人民卫生出版社,2018.	A20190215OYE
1441	实验室检验	2	其他抗体	2.5	1441	抗心磷脂抗体IgM	anticardiolipin antibody IgM	受试者抗心磷脂抗体IgM检验结果的详细描述	字符	阴性/阳性/未检查	/	补充	曹雪涛.医学免疫学.7版.北京:人民卫生出版社,2018.	A20190215OYE

序号	一级类别名称	一级类别名称序号	二级类别名称	二级类别名称序号	数据元序号	中文名称	英文名称	定义	变量类型	值域	单位	数据等级	来源	版本号
1442	实验室检验	2	其他抗体	2.5	1442	抗心磷脂抗体 IgA	anticardiolipin antibody IgA	受试者抗心磷脂抗体 IgA 检验结果的详细描述	字符	阴性／阳性／未检查	／	补充	曹雪涛.医学免疫学.7版.北京：人民卫生出版社，2018.	A20190215OYE
1443	实验室检验	2	其他抗体	2.5	1443	抗核糖体P蛋白抗体	anti–ribosomal P protein antibody	受试者抗核糖体P蛋白抗体检验结果的详细描述	字符	阴性／阳性／未检查	／	补充	中国医师协会风湿免疫科医师分会自身抗体检测专业委员会.抗核抗体检测的临床应用专家共识.中华检验医学杂志,2018,41（4）:275-280.	A20190215OYE
1444	实验室检验	2	其他抗体	2.5	1444	抗C1q抗体	anti–C1q antibody	受试者抗C1q抗体检验结果的详细描述	字符	阴性／阳性／未检查	／	补充	中国医师协会风湿免疫科医师分会自身抗体检测专业委员会.抗核抗体检测的临床应用专家共识.中华检验医学杂志,2018,41（4）:275-280.	A20190215OYE
1445	实验室检验	2	其他抗体	2.5	1445	抗β_2糖蛋白抗体	anti–β_2 glycoprotein antibody	受试者抗β_2糖蛋白抗体检验结果的详细描述	字符	阴性／阳性／未检查	／	补充	中国医师协会风湿免疫科医师分会自身抗体检测专业委员会.抗核抗体检测的临床应用专家共识.中华检验医学杂志,2018,41（4）:275-280.	A20190215OYE
1446	实验室检验	2	其他抗体	2.5	1446	抗角蛋白抗体	anti–keratin antibody	受试者抗角蛋白抗体检验结果的详细描述	字符	阴性／阳性／未检查	／	补充	中国医师协会风湿免疫科医师分会自身抗体检测专业委员会.抗核抗体检测的临床应用专家共识.中华检验医学杂志,2018,41（4）:275-280.	A20190215OYE

序号	一级类别名称	一级类别名称序号	二级类别名称	二级类别名称序号	数据元序号	中文名称	英文名称	定义	变量类型	值域	单位	数据等级	来源	版本号
1447	实验室检验	2	其他抗体	2.5	1447	抗核周因子抗体	anti-peripheral factor antibody	受试者抗核周因子抗体检验结果的详细描述	字符	阴性／阳性／未检查	/	补充	中国医师协会风湿免疫科医师分会自身抗体检测专业委员会.抗核抗体检测的临床应用专家共识.中华检验医学杂志,2018,41(4):275-280.	A20190215OYE
1448	实验室检验	2	其他抗体	2.5	1448	增殖细胞核抗原抗体	proliferating cell nuclear antigen antibody	受试者增殖细胞核抗原抗体检验结果的详细描述	字符	阴性／阳性／未检查	/	补充	中国医师协会风湿免疫科医师分会自身抗体检测专业委员会.抗核抗体检测的临床应用专家共识.中华检验医学杂志,2018,41(4):275-280.	A20190215OYE
1449	实验室检验	2	其他抗体	2.5	1449	抗肾小球基底膜抗体	anti-glomerular basement membrane antibody	受试者抗肾小球基底膜抗体检验结果的详细描述	字符	阴性／阳性／未检查	/	补充	中国医师协会风湿免疫科医师分会自身抗体检测专业委员会.抗核抗体检测的临床应用专家共识.中华检验医学杂志,2018,41(4):275-280.	A20190215OYE
1450	实验室检验	2	体液免疫及蛋白电泳	2.6	1450	免疫球蛋白G	immunoglobulin G(IgG)	免疫球蛋白G是血清中免疫球蛋白的主要成分。受试者免疫球蛋白G检验结果的具体数值	数值	/	mg/dl	补充	李萍、李永哲.IgG亚类检测在相关疾病中的临床意义.中华检验医学杂志,2012,35(3):207-211.	A20190215OYE
1451	实验室检验	2	体液免疫及蛋白电泳	2.6	1451	免疫球蛋白A	immunoglobulin A(IgA)	受试者免疫球蛋白A检验结果的具体数值	数值	/	mg/dl	补充	曹雪涛.医学免疫学.7版.北京:人民卫生出版社,2018.	A20190215OYE

序号	一级类别名称	一级类别名称序号	二级类别名称	二级类别名称序号	数据元序号	中文名称	英文名称	定义	变量类型	值域	单位	数据等级	来源	版本号
1452	实验室检验	2	体液免疫及蛋白电泳	2.6	1452	免疫球蛋白M	immunoglobulin M（IgM）	IgM是初次体液免疫应答中最早出现的抗体,可用于感染的早期诊断。受试者免疫球蛋白M检验结果的具体数值	数值	/	mg/dl	补充	曹雪涛.医学免疫学.7版.北京:人民卫生出版社,2018.	A20190215OYE
1453	实验室检验	2	体液免疫及蛋白电泳	2.6	1453	补体成分3	complement 3（C3）	存在于血浆及体液中、参与补体激活的蛋白质。受试者补体C3检验结果的具体数值	数值	/	mg/dl	补充	曹雪涛.医学免疫学.7版.北京:人民卫生出版社,2018.	A20190215OYE
1454	实验室检验	2	体液免疫及蛋白电泳	2.6	1454	补体成分4	complement 4（C4）	存在于血浆及体液中、参与补体激活的蛋白质。受试者补体C4检验结果的具体数值	数值	/	mg/dl	补充	曹雪涛.医学免疫学.7版.北京:人民卫生出版社,2018.	A20190215OYE
1455	实验室检验	2	体液免疫及蛋白电泳	2.6	1455	血清IgG1测定	serum IgG1 test	免疫球蛋白的亚分类之一。受试者血清IgG1检验结果的具体数值	数值	/	mg/dl	补充	李萍,李永哲.IgG亚类检测在相关疾病中的临床意义.中华检验医学杂志,2012,35（3）:207-211.	A20190215OYE
1456	实验室检验	2	体液免疫及蛋白电泳	2.6	1456	血清IgG2测定	serum IgG2 test	免疫球蛋白的亚分类之一。受试者血清IgG2检验结果的具体数值	数值	/	mg/dl	补充	李萍,李永哲.IgG亚类检测在相关疾病中的临床意义.中华检验医学杂志,2012,35（3）:207-211.	A20190215OYE

序号	一级类别名称	一级类别名称序号	二级类别名称	二级类别名称序号	数据元序号	中文名称	英文名称	定义	变量类型	值域	单位	数据等级	来源	版本号
1457	实验室检验	2	体液免疫及蛋白电泳	2.6	1457	血清IgG3测定	serum IgG3 test	免疫球蛋白的亚分类之一。受试者血清IgG3检验结果的具体数值	数值	/	mg/dl	补充	李萍,李永哲.IgG亚类检测在相关疾病中的临床意义.中华检验医学杂志,2012,35（3）:207–211.	A20190215OYE
1458	实验室检验	2	体液免疫及蛋白电泳	2.6	1458	血清IgG4测定	serum IgG4 test	免疫球蛋白的亚分类之一。受试者血清IgG4检验结果的具体数值	数值	/	mg/dl	补充	李萍,李永哲.IgG亚类检测在相关疾病中的临床意义.中华检验医学杂志,2012,35（3）:207–211.	A20190215OYE
1459	实验室检验	2	体液免疫及蛋白电泳	2.6	1459	血清白蛋白	serum albumin（Alb）	受试者血清白蛋白含量占总蛋白的百分比	数值	/	%	补充	曹雪涛.医学免疫学.7版.北京:人民卫生出版社,2018.	A20190215OYE
1460	实验室检验	2	体液免疫及蛋白电泳	2.6	1460	α_1球蛋白	α_1 globulin	受试者血清α_1球蛋白含量检验结果的详细描述	数值	/	%	补充	曹雪涛.医学免疫学.7版.北京:人民卫生出版社,2018.	A20190215OYE
1461	实验室检验	2	体液免疫及蛋白电泳	2.6	1461	α_2球蛋白	α_2 globulin	受试者血清α_2球蛋白含量检验结果的详细描述	数值	/	%	补充	曹雪涛.医学免疫学.7版.北京:人民卫生出版社,2018.	A20190215OYE
1462	实验室检验	2	体液免疫及蛋白电泳	2.6	1462	β球蛋白	β globulin	受试者血清β球蛋白含量检验结果的详细描述	数值	/	%	补充	曹雪涛.医学免疫学.7版.北京:人民卫生出版社,2018.	A20190215OYE
1463	实验室检验	2	体液免疫及蛋白电泳	2.6	1463	γ球蛋白	γ globulin	受试者血清γ球蛋白含量检验结果的详细描述	数值	/	%	补充	曹雪涛.医学免疫学.7版.北京:人民卫生出版社,2018.	A20190215OYE

序号	一级类别名称	一级类别名称序号	二级类别名称	二级类别名称序号	数据元序号	中文名称	英文名称	定义	变量类型	值域	单位	数据等级	来源	版本号
1464	实验室检验	2	T细胞免疫相关	2.7	1464	外周血CD3$^+$T细胞计数	peripheral blood CD3$^+$T cells count	受试者外周血CD3$^+$T细胞数目	数值	/	/μl	补充	李茜,秦溧嫔,田小星,等.肺结核患者外周血CD4$^+$T细胞数在预测疗效中的价值.国际流行病学传染病学杂志,2019,46(3):208-210.	A20190215OYE
1465	实验室检验	2	T细胞免疫相关	2.7	1465	外周血CD3$^+$T细胞所占百分比	percentage of peripheral blood CD3$^+$T cell	受试者外周血CD3$^+$T细胞数目所占淋巴细胞百分比	数值	/	%	补充	李茜,秦溧嫔,田小星,等.肺结核患者外周血CD4$^+$T细胞数在预测疗效中的价值.国际流行病学传染病学杂志,2019,46(3):208-210.	A20190215OYE
1466	实验室检验	2	T细胞免疫相关	2.7	1466	外周血CD4$^+$T细胞计数	peripheral blood CD4$^+$T cells count	受试者外周血CD4$^+$T细胞数目	数值	/	/μl	补充	李茜,秦溧嫔,田小星,等.肺结核患者外周血CD4$^+$T细胞数在预测疗效中的价值.国际流行病学传染病学杂志,2019,46(3):208-210.	A20190215OYE
1467	实验室检验	2	T细胞免疫相关	2.7	1467	外周血CD4$^+$T细胞所占百分比	percentage of peripheral blood CD4$^+$T cells	受试者外周血CD4$^+$T细胞数目所占淋巴细胞百分比	数值	/	%	补充	李茜,秦溧嫔,田小星,等.肺结核患者外周血CD4$^+$T细胞数在预测疗效中的价值.国际流行病学传染病学杂志,2019,46(3):208-210.	A20190215OYE
1468	实验室检验	2	T细胞免疫相关	2.7	1468	外周血CD8$^+$T细胞计数	peripheral blood CD8$^+$T cells	受试者外周血CD8$^+$T细胞数目	数值	/	/μl	补充	李茜,秦溧嫔,田小星,等.肺结核患者外周血CD4$^+$T细胞数在预测疗效中的价值.国际流行病学传染病学杂志,2019,46(3):208-210.	A20190215OYE

序号	一级类别名称	一级类别名称序号	二级类别名称	二级类别名称序号	数据元序号	中文名称	英文名称	定义	变量类型	值域	单位	数据等级	来源	版本号
1469	实验室检验	2	T细胞免疫相关	2.7	1469	外周血CD8⁺T细胞所占百分比	percentage of peripheral blood CD8⁺T cells	受试者外周血CD8⁺T细胞数目所占淋巴细胞百分比	数值	/	%	补充	李茜,秦溧嫔,田小星,等.肺结核患者外周血CD4⁺T细胞数在预测疗效中的价值.国际流行病学传染病学杂志,2019,46(3):208–210.	A20190215OYE
1470	实验室检验	2	T细胞免疫相关	2.7	1470	外周血CD4/CD8(Th/Ts)	peripheral blood CD4/CD8(Th/Ts)	受试者外周血CD4与CD8细胞数量的比值	数值	/	/	补充	李茜,秦溧嫔,田小星,等.肺结核患者外周血CD4⁺T细胞数在预测疗效中的价值.国际流行病学传染病学杂志,2019,46(3):208–210.	A20190215OYE
1471	实验室检验	2	T细胞免疫相关	2.7	1471	NK细胞活性	natural killer(NK)cell activity	NK细胞是属于淋巴细胞谱系,但有别于T细胞、B细胞的一类非特异性免疫细胞。是一群异质性多功能的免疫细胞,是与特异性免疫应答无关的自然毒杀伤细胞,其不需预先接触抗原即可杀伤靶细胞(如病毒感染的宿主细胞和某些肿瘤细胞),且其杀伤效应无MHC限制性。标识NK细胞的自然杀伤率	数值	/	%	补充	曹雪涛.医学免疫学.7版.北京:人民卫生出版社,2018.	A20190215OYE

序号	一级类别名称	一级类别名称序号	二级类别名称	二级类别名称序号	数据元序号	中文名称	英文名称	定义	变量类型	值域	单位	数据等级	来源	版本号
1472	实验室检验	2	T细胞免疫相关	2.7	1472	可溶性CD25	soluble CD25	可溶性CD25（sCD25）是一种重要的免疫抑制因子，其水平高低与体内炎症反应严重程度呈正相关	数值	/	U/ml	补充	曹雪涛.医学免疫学.7版.北京：人民卫生出版社，2018.	A20190215OYE
1473	实验室检验	2	纤维化相关生物	2.8	1473	涎液化糖链抗原-6	Krebs von den Lungen-6（KL-6）	KL-6由Ⅱ型肺泡上皮细胞和支气管上皮细胞分泌，通过作用于纤维母细胞，促进纤维母细胞的增殖和迁移，抑制其凋亡，从而加重肺纤维化的发生和发展	数值	/	U/ml	补充	曹雪涛.医学免疫学.7版.北京：人民卫生出版社，2018.	A20190215OYE
1474	实验室检验	2	纤维化相关生物	2.8	1474	白细胞介素-6	interleukin 6（IL-6）	由白细胞产生又在白细胞间发挥调节作用的白细胞介素	数值	/	pg/ml	补充	曹雪涛.医学免疫学.7版.北京：人民卫生出版社，2018.	A20190215OYE
1475	实验室检验	2	纤维化相关生物	2.8	1475	肿瘤坏死因子-α	tumor necrosis factor α（TNF-α）	肿瘤坏死因子能造成肿瘤组织坏死	数值	/	μg/ml	补充	曹雪涛.医学免疫学.7版.北京：人民卫生出版社，2018.	A20190215OYE
1476	实验室检验	2	纤维化相关生物	2.8	1476	Ⅲ型胶原蛋白	type Ⅲ collagen	人体皮肤、筋膜、肌腱中主要的胶原蛋白	数值	/	μg/L	补充	曹雪涛.医学免疫学.7版.北京：人民卫生出版社，2018.	A20190215OYE

序号	一级类别名称	一级类别名称序号	二级类别名称	二级类别名称序号	数据元序号	中文名称	英文名称	定义	变量类型	值域	单位	数据等级	来源	版本号
1477	实验室检验	2	纤维化相关生物	2.8	1477	表面活性蛋白 -A	surfactant protein A（SP-A）	是Ⅱ型肺泡上皮细胞分泌的肺泡表面活性物质的主要成分	数值	/	μg/L	补充	尹虹雷,尹世琦,刘涛,等.血清 SP-A、SP-D 在特发性肺间质纤维化疾病进展过程中的临床意义.中国现代医生,2015,53（36）:13-16.	A20190215OZZ
1478	实验室检验	2	纤维化相关生物	2.8	1478	表面活性蛋白 -C	surfactant protein C（SP-C）	肺表面活性蛋白之一,对髓磷脂合成和表面活性物质形成不可缺少,在肺表面活性物质正常功能发挥中起着关键作用	数值	/	μg/L	补充	韩笑.肺表面活性物质蛋白 C 研究新认识.中国儿童保健杂志,2015,23（1）:49-51,54.	A20190215OZZ
1479	实验室检验	2	纤维化相关生物	2.8	1479	表面活性蛋白 -D	surfactant protein D（SP-D）	SP-D 是Ⅱ型肺泡上皮细胞分泌的肺泡表面活性物质的主要成分	数值	/	μg/L	补充	尹虹雷,尹世琦,刘涛,等.血清 SP-A、SP-D 在特发性肺间质纤维化疾病进展过程中的临床意义.中国现代医生,2015,53（36）:13-16.	A20190215OZZ
1480	实验室检验	2	纤维化相关生物	2.8	1480	基质金属蛋白酶 -7	matrix metalloproteinase-7（MMP-7）	MMP-7 是 MMP 家族成员,该家族具有调节异常上皮细胞反应损伤、成纤维细胞增殖、细胞外基质蓄积和异常组织重塑的作用,是该家族的基质降解酶参与特发性肺纤维化的机制	数值	/	ng/L	补充	姜丽丽,刘娟,周浩彤,等.基质金属蛋白酶 7 和干扰素 - 诱导蛋白 10 在类风湿关节炎合并肺间质病变中的意义.中华风湿病学杂志,2018,22（4）:257-260.	A20190215OYE

序号	一级类别名称	一级类别名称序号	二级类别名称	二级类别名称序号	数据元序号	中文名称	英文名称	定义	变量类型	值域	单位	数据等级	来源	版本号
1481	实验室检验	2	肺纤维化相关基因测序	2.9	1481	黏蛋白基因MUC5B	MUC5B	MUC5B 是气道外分泌的一种黏蛋白成分,主要由黏膜下腺合成,正常主要分布在传导性支气管,在终末细支气管及肺泡并无黏液下腺。标识基因表达和序列的检测结果	字符	野生型/突变型	/	补充	吴长东,汪海涛,荀安栓.特发性肺纤维化与粘蛋白基因MUC5 B 启动子 rs35705950 基因多态性相关性的研究进展.临床肺科杂志,2018,23(12):2303–2305.	A201902150YE
1482	实验室检验	2	肺纤维化相关基因测序	2.9	1482	Toll 作用蛋白	Toll–interacting protein(TOLLIP)	Toll 作用蛋白是一种接头蛋白,可在 Toll 样受体信号通路中起负反馈调节作用。标识 Toll 作用蛋白免疫组化图像灰度分析积分光密度值(IOD)	数值	/	/	补充	高子然,蓝常贡.Tollip 蛋白在免疫相关性疾病的研究进展.右江民族医学院学报,2019,41(4):441–443.	A201902150YE
1483	实验室检验	2	糖皮质激素应用基因测序	2.10	1483	糖皮质激素应用基因测序纤溶酶原激活剂抑制物–1(27PAI–1 4G/5G)	glucocorticoid application gene sequencing 27PAI–1(4G/5G)	受试者 PAI–1 基因 4G/5G 的基因型	字符	野生型/突变型	/	补充	徐雪艳,郑培华,管立学,等.PAI-1 基因 4G/5G 多态性与特发性肺纤维化的相关性研究.中国优生与遗传杂志,2010,18(4):24–25.	A201902150YE

序号	一级类别名称	一级类别名称序号	二级类别名称	二级类别名称序号	数据元序号	中文名称	英文名称	定义	变量类型	值域	单位	数据等级	来源	版本号
1484	实验室检验	2	糖皮质激素应用基因测序	2.10	1484	糖皮质激素应用基因测序62ABCB1（3435T>C）	glucocorticoid application gene sequencing 62ABCB1（3435T>C）	受试者 PAI 3435G 的基因型	字符	野生型 / 突变型	/	补充	CANDIOTTI K, YANG Z, XUE L H, et al. Single-nucleotide polymorphism C3435T in the ABCB1 gene is associated with opioid consumption in posto-perative pain. Pain Med, 2013, 14（12）: 1977-1984.	A20190215OYE
1485	胸部CT检查	3	胸部CT影像特征	3.1	1485	网格影	reticular shadow	受试者是否有网格影	字符	是 / 否	/	补充	白人驹,张雪林.医学影像诊断学.8版.北京:人民卫生出版社,2010.	A20190215OYE
1486	胸部CT检查	3	胸部CT影像特征	3.1	1486	蜂窝影	honeycombing	HRCT上表现为成簇的囊状影,大多数直径为3~10mm,但少数可达25mm	字符	是 / 否	/	补充	白人驹,张雪林.医学影像诊断学.8版.北京:人民卫生出版社,2010.	A20190215OYE
1487	胸部CT检查	3	胸部CT影像特征	3.1	1487	牵拉性支气管扩张症	traction bronchiectasis	肺间质纤维化所致的牵拉性支气管扩张	字符	是 / 否	/	补充	成人支气管扩张症诊治专家共识编写组.成人支气管扩张症诊治专家共识.中华结核和呼吸杂志,2012,35（7）:485-492.	A20190215OYE
1488	胸部CT检查	3	胸部CT影像特征	3.1	1488	肺结构破坏	pulmonary structure destruction	受试者是否有肺结构破坏	字符	是 / 否	/	补充	白人驹,张雪林.医学影像诊断学.8版.北京:人民卫生出版社,2010.	A20190215OYE
1489	胸部CT检查	3	胸部CT影像特征	3.1	1489	多发小结节影	multiple nodules	受试者是否有多发小结节影	字符	是 / 否	/	补充	白人驹,张雪林.医学影像诊断学.8版.北京:人民卫生出版社,2010.	A20190215OYE

序号	一级类别名称	一级类别名称序号	二级类别名称	二级类别名称序号	数据元序号	中文名称	英文名称	定义	变量类型	值域	单位	数据等级	来源	版本号
1490	胸部CT检查	3	胸部CT影像特征	3.1	1490	马赛克征	mosaic sign	受试者是否有马赛克征	字符	是/否	/	补充	白人驹,张雪林.医学影像诊断学.8版.北京:人民卫生出版社,2010.	A201902150YE
1491	胸部CT检查	3	胸部CT影像特征	3.1	1491	胸膜下弧线影像	subpleural curvilinear shadow (SCLS)	受试者在胸部CT上位于胸膜下1cm以内处,是否有与胸膜平行的线形影像	字符	是/否	/	补充	白人驹,张雪林.医学影像诊断学.8版.北京:人民卫生出版社,2010.	A201902150YE
1492	胸部CT检查	3	胸部CT影像特征	3.1	1492	肋膈角及膈顶少累及	less involvement of costophrenic angle and diaphragmatic dome	受试者肋膈角及膈顶是否较少累及	字符	是/否	/	补充	白人驹,张雪林.医学影像诊断学.8版.北京:人民卫生出版社,2010.	A201902150YE
1493	胸部CT检查	3	胸部CT影像特征	3.1	1493	肺动脉增宽	pulmonary artery widening	受试者是否有肺动脉增宽	字符	是/否	/	补充	白人驹,张雪林.医学影像诊断学.8版.北京:人民卫生出版社,2010.	A201902150YE
1494	胸部CT检查	3	胸部CT表现评分:网格影（小叶间隔增厚、小叶内间质增厚）	3.2	1494	主动脉弓层面评分	aortic arch level score	受试者主动脉弓层面评分的得分	数值	0=没有网格改变/1=网格改变范围≤5%/2=网格改变范围6%~24%/3=网格改变范围25%~49%/4=网格改变范围50%~74%/5=网格改变范围≥75%	分	补充	麦东浩,左桂光,龙少武,等.高分辨CT在特发性肺间质纤维化患者中的应用及HRCT评分与预后生活质量的相关性分析.中国医药科学,2018,8（9）:115-117,165.	A201902150YE

序号	一级类别名称	一级类别名称序号	二级类别名称	二级类别名称序号	数据元序号	中文名称	英文名称	定义	变量类型	值域	单位	数据等级	来源	版本号
1495	胸部CT检查	3	胸部CT表现评分:网格影（小叶间隔增厚、小叶内间质增厚）	3.2	1495	气管分权层面评分	tracheal bifurcation score	受试者气管分权层面评分的得分	数值	0=没有网格改变/1=网格改变范围≤5%/2=网格改变范围6%~24%/3=网格改变范围25%~49%/4=网格改变范围50%~74%/5=网格改变范围≥75%	分	补充	麦东浩,左桂光,龙少武,等.高分辨CT在特发性肺间质纤维化患者中的应用及HRCT评分与预后生活质量的相关性分析.中国医药科学,2018,8（9）:115–117,165.	A20190215OYE
1496	胸部CT检查	3	胸部CT表现评分:网格影（小叶间隔增厚、小叶内间质增厚）	3.2	1496	膈顶上1cm层面评分	1cm level score on the dome	受试者膈顶上1cm层面评分的得分	数值	0=没有网格改变/1=网格改变范围≤5%/2=网格改变范围6%~24%/3=网格改变范围25%~49%/4=网格改变范围50%~74%/5=网格改变范围≥75%	分	补充	麦东浩,左桂光,龙少武,等.高分辨CT在特发性肺间质纤维化患者中的应用及HRCT评分与预后生活质量的相关性分析.中国医药科学,2018,8（9）:115–117,165.	A20190215OYE

序号	一级类别名称	一级类别名称序号	二级类别名称	二级类别名称序号	数据元序号	中文名称	英文名称	定义	变量类型	值域	单位	数据等级	来源	版本号
1497	胸部CT检查	3	胸部CT表现评分:网格影（小叶间隔增厚、小叶内间质增厚）	3.2	1497	网格影（小叶间隔增厚）平均分	reticular opacity（interlobular septal thickening）average score	受试者网格影（小叶间隔增厚）平均分的得分	数值	0=没有网格改变/1=网格改变范围≤5%/2=网格改变范围6%~24%/3=网格改变范围25%~49%/4=网格改变范围50%~74%/5=网格改变范围≥75%	分	补充	麦东浩,左桂光,龙少武,等.高分辨CT在特发性肺间质纤维化患者中的应用及HRCT评分与预后生活质量的相关性分析.中国医药科学,2018,8（9）：115–117, 165.	A20190215OYE
1498	胸部CT检查	3	胸部CT表现评分：蜂窝影	3.3	1498	主动脉弓层面评分	aortic arch level score	受试者主动脉弓层面评分的得分	数值	0=没有蜂窝改变/1=蜂窝改变范围≤5%/2=蜂窝改变范围6%~24%/3=蜂窝改变范围25%~49%/4=蜂窝改变范围50%~74%/5=蜂窝改变范围≥75%	分	补充	麦东浩,左桂光,龙少武,等.高分辨CT在特发性肺间质纤维化患者中的应用及HRCT评分与预后生活质量的相关性分析.中国医药科学,2018,8（9）：115–117, 165.	A20190215OYE

序号	一级类别名称	一级类别名称序号	二级类别名称	二级类别名称序号	数据元序号	中文名称	英文名称	定义	变量类型	值域	单位	数据等级	来源	版本号
1499	胸部CT检查	3	胸部CT表现评分：蜂窝影	3.3	1499	气管分权层面评分	tracheal bifurcation score	受试者气管分权层面评分的得分	数值	0=没有蜂窝改变/1=蜂窝改变范围≤5%/2=蜂窝改变范围6%~24%/3=蜂窝改变范围25%~49%/4=蜂窝改变范围50%~74%/5=蜂窝改变范围≥75%	分	补充	麦东浩,左桂光,龙少武,等.高分辨CT在特发性肺间质纤维化患者中的应用及HRCT评分与预后生活质量的相关性分析.中国医药科学,2018,8(9):115-117,165.	A20190215OYE
1500	胸部CT检查	3	胸部CT表现评分：蜂窝影	3.3	1500	膈顶上1cm层面评分	1cm level score above the dome	受试者膈顶上1cm层面评分的得分	数值	0=没有蜂窝改变/1=蜂窝改变范围≤5%/2=蜂窝改变范围6%~24%/3=蜂窝改变范围25%~49%/4=蜂窝改变范围50%~74%/5=蜂窝改变范围≥75%	分	补充	麦东浩,左桂光,龙少武,等.高分辨CT在特发性肺间质纤维化患者中的应用及HRCT评分与预后生活质量的相关性分析.中国医药科学,2018,8(9):115-117,165.	A20190215OYE

序号	一级类别名称	一级类别名称序号	二级类别名称	二级类别名称序号	数据元序号	中文名称	英文名称	定义	变量类型	值域	单位	数据等级	来源	版本号
1501	胸部CT检查	3	胸部CT表现评分：蜂窝影	3.3	1501	蜂窝影平均分	honeycombing average score	受试者蜂窝影平均分的得分	数值	0=没有蜂窝改变/1=蜂窝改变范围≤5%/2=蜂窝改变范围6%~24%/3=蜂窝改变范围25%~49%/4=蜂窝改变范围50%~74%/5=蜂窝改变范围≥75%	分	补充	麦东浩,左桂光,龙少武,等.高分辨CT在特发性肺间质纤维化患者中的应用及HRCT评分与预后生活质量的相关性分析.中国医药科学,2018,8（9）：115-117,165.	A20190215OYE
1502	胸部CT检查	3	胸部CT表现评分：磨玻璃影	3.4	1502	主动脉弓层面评分	aortic arch level score	受试者主动脉弓层面评分的得分	数值	0=没有磨玻璃影改变/1=磨玻璃影改变范围≤5%/2=磨玻璃影改变范围6%~24%/3=磨玻璃影改变范围25%~49%/4=磨玻璃影改变范围50%~74%/5=磨玻璃影改变范围≥75%	分	补充	麦东浩,左桂光,龙少武,等.高分辨CT在特发性肺间质纤维化患者中的应用及HRCT评分与预后生活质量的相关性分析.中国医药科学,2018,8（9）：115-117,165.	A20190215OYE

序号	一级类别名称	一级类别名称序号	二级类别名称	二级类别名称序号	数据元序号	中文名称	英文名称	定义	变量类型	值域	单位	数据等级	来源	版本号
1503	胸部CT检查	3	胸部CT表现评分：磨玻璃影	3.4	1503	气管分权层面评分	tracheal bifurcation score	受试者气管分权层面评分的得分	数值	0=没有磨玻璃影改变/1=磨玻璃影改变范围≤5%/2=磨玻璃影改变范围6%~24%/3=磨玻璃影改变范围25%~49%/4=磨玻璃影改变范围50%~74%/5=磨玻璃影改变范围≥75%	分	补充	麦东浩,左桂光,龙少武,等.高分辨CT在特发性肺间质纤维化患者中的应用及HRCT评分与预后生活质量的相关性分析.中国医药科学,2018,8(9):115-117,165.	A20190215OYE
1504	胸部CT检查	3	胸部CT表现评分：磨玻璃影	3.4	1504	膈顶上1cm层面评分	1cm level score on the dome	受试者膈顶上1cm层面评分的得分	数值	0=没有磨玻璃影改变/1=磨玻璃影改变范围≤5%/2=磨玻璃影改变范围6%~24%/3=磨玻璃影改变范围25%~49%/4=磨玻璃影改变范围50%~74%/5=磨玻璃影改变范围≥75%	分	补充	麦东浩,左桂光,龙少武,等.高分辨CT在特发性肺间质纤维化患者中的应用及HRCT评分与预后生活质量的相关性分析.中国医药科学,2018,8(9):115-117,165.	A20190215OYE

序号	一级类别名称	一级类别名称序号	二级类别名称	二级类别名称序号	数据元序号	中文名称	英文名称	定义	变量类型	值域	单位	数据等级	来源	版本号
1505	胸部CT检查	3	胸部CT表现评分：磨玻璃影	3.4	1505	磨玻璃影平均分	ground-glass opacity average score	受试者磨玻璃影平均分的得分	数值	0=没有磨玻璃影改变 /1=磨玻璃影改变范围≤5%/2=磨玻璃影改变范围6%~24%/3=磨玻璃影改变范围25%~49%/4=磨玻璃影改变范围50%~74%/5=磨玻璃影改变范围≥75%	分	补充	麦东浩,左桂光,龙少武,等.高分辨CT在特发性肺间质纤维化患者中的应用及HRCT评分与预后生活质量的相关性分析.中国医药科学,2018,8(9):115-117,165.	A20190215OYE
1506	病理诊断评价	4	电视辅助胸腔镜手术肺部活组织检查	4.1	1506	电视辅助胸腔镜手术	video-assisted thoracic surgery（VATS）	受试者是否做过电视辅助胸腔镜手术	字符	是/否	/	探索	麦东浩,左桂光,龙少武,等.高分辨CT在特发性肺间质纤维化患者中的应用及HRCT评分与预后生活质量的相关性分析.中国医药科学,2018,8(9):115-117,165.	A20190215OYE
1507	病理诊断评价	4	电视辅助胸腔镜手术肺部活组织检查	4.1	1507	电视辅助胸腔镜手术操作部位	operating position of video-assisted thoracic surgery	受试者进行电视辅助胸腔镜手术操作部位的详细描述	字符	左上肺/左下肺/右上肺/右中肺/右下肺	/	探索	麦东浩,左桂光,龙少武,等.高分辨CT在特发性肺间质纤维化患者中的应用及HRCT评分与预后生活质量的相关性分析.中国医药科学,2018,8(9):115-117,165.	A20190215OYE

序号	一级类别名称	一级类别名称序号	二级类别名称	二级类别名称序号	数据元序号	中文名称	英文名称	定义	变量类型	值域	单位	数据等级	来源	版本号
1508	病理诊断评价	4	病理诊断	4.2	1508	病理诊断缺乏	lack of pathological diagnosis	对受试者缺乏病理诊断原因的详细描述	字符	1=用于评估的组织量不足 /2=患者拒绝活检 /3=患者的健康状况不允许活检 /4=临床考虑不需要进行活检 /5=其他	/	补充	步宏,李一雷.病理学.9版.北京:人民卫生出版社,2018.	A20190215OYE
1509	其他临床辅助检查	5	肺动脉CT血管造影技术	5.1	1509	肺动脉CT血管造影技术检查日期	time of CTPA examination	受试者接受肺动脉CT血管造影技术检查的公元纪年日期	日期	YYYY-MM-DD	/	补充	白人驹,张雪林.医学影像诊断学.8版.北京:人民卫生出版社,2010.	A20190215OYE
1510	其他临床辅助检查	5	肺动脉CT血管造影技术	5.1	1510	肺动脉CT血管造影技术检查诊断	diagnosis of CTPA	受试者接受肺动脉CT血管造影技术检查的诊断	字符	未见异常 /肺血栓栓塞症 /其他	/	补充	白人驹,张雪林.医学影像诊断学.8版.北京:人民卫生出版社,2010.	A20190215OYE
1511	其他临床辅助检查	5	肺核素扫描	5.2	1511	肺通气/灌注扫描日期	pulmonary ventilation/ perfusion scan date	肺通气/灌注扫描检查的公元纪年日期	日期	YYYY-MM-DD	/	补充	王蒙,汪蕾,方纬.核素肺通气/灌注显像在非肺栓塞疾病中的应用.中华核医学与分子影像杂志,2019,39（9）:553-556.	A20190215OYE
1512	其他临床辅助检查	5	肺核素扫描	5.2	1512	肺通气/灌注扫描诊断	pulmonary ventilation/ perfusion scan diagnosis	肺通气/灌注扫描诊断	字符	未见异常 /肺血栓栓塞症 /其他	/	补充	王蒙,汪蕾,方纬.核素肺通气/灌注显像在非肺栓塞疾病中的应用.中华核医学与分子影像杂志,2019,39（9）:553-556.	A20190215OYE

序号	一级类别名称	一级类别名称序号	二级类别名称	二级类别名称序号	数据元序号	中文名称	英文名称	定义	变量类型	值域	单位	数据等级	来源	版本号
1513	其他临床辅助检查	5	正电子发射计算机断层显像	5.3	1513	正电子发射计算机断层显像检查日期	date of PET-CT examination	正电子发射计算机断层显像检查的公元纪年日期	日期	YYYY-MM-DD	/	补充	任怡璇,柳江燕,甄东户.18F-FDG PET/CT 在淋巴瘤诊治中的研究进展.国际医学放射学杂志,2019,42(6):707-711.	A20190215OYE
1514	其他临床辅助检查	5	正电子发射计算机断层显像	5.3	1514	正电子发射计算机断层显像检查诊断	diagnosis of PET-CT examination	正电子发射计算机断层显像检查的诊断	字符	肺恶性肿瘤/淋巴瘤/结节病/其他	/	补充	任怡璇,柳江燕,甄东户.18F-FDG PET/CT 在淋巴瘤诊治中的研究进展.国际医学放射学杂志,2019,42(6):707-711.	A20190215OYE
1515	医学诊断	6	间质性肺疾病的诊断	6.1	1515	特发性肺纤维化	idiopathic pulmonary fibrosis (IPF)	一类原因不明、慢性进行性加重的纤维化性间质性肺炎;老年人多见,病变主要局限在肺部	字符	是/否	/	补充	美国胸科学会,欧洲呼吸学会,日本呼吸学会,等.特发性肺纤维化诊断临床指南(摘译).中华结核和呼吸杂志,2018,41(12):915-920.	A20190215OYE
1516	治疗用药	7	糖皮质激素类药物	7.1	1516	糖皮质激素类药物	glucocorticoid	受试者是否使用糖皮质激素类药物	字符	是/否	/	核心	杨宝峰,陈建国.药理学.9版.北京:人民卫生出版社,2018.	A20190215OYE
1517	治疗用药	7	糖皮质激素类药物	7.1	1517	糖皮质激素类药物用药量	dosage of glucocorticoid	糖皮质激素类药物的用量	数值	/	mg	核心	杨宝峰,陈建国.药理学.9版.北京:人民卫生出版社,2018.	A20190215OYE
1518	治疗用药	7	糖皮质激素类药物	7.1	1518	糖皮质激素类药物起始日期	start date of glucocorticoid	开始使用糖皮质激素类药物的日期	日期	YYYY-MM-DD	/	核心	杨宝峰,陈建国.药理学.9版.北京:人民卫生出版社,2018.	A20190215OYE

序号	一级类别名称	一级类别名称序号	二级类别名称	二级类别名称序号	数据元序号	中文名称	英文名称	定义	变量类型	值域	单位	数据等级	来源	版本号
1519	治疗用药	7	糖皮质激素类药物	7.1	1519	糖皮质激素类药物结束日期	end date of glucocorticoid	结束使用糖皮质激素类药物的日期	日期	YYYY-MM-DD	/	核心	杨宝峰,陈建国.药理学.9版.北京:人民卫生出版社,2018.	A20190215OYE
1520	治疗用药	7	糖皮质激素类药物	7.1	1520	过去1年使用糖皮质激素类药物	glucocorticoid used in the past year	过去12个月是否使用糖皮质激素类药物	字符	是/否	/	核心	杨宝峰,陈建国.药理学.9版.北京:人民卫生出版社,2018.	A20190215OYE
1521	治疗用药	7	免疫抑制药物	7.2	1521	免疫抑制药物	immunosuppressant	是否使用免疫抑制药物	字符	是/否	/	核心	杨宝峰,陈建国.药理学.9版.北京:人民卫生出版社,2018.	A20190215OYE
1522	治疗用药	7	免疫抑制药物	7.2	1522	免疫抑制药物用药量	dosage of immunosuppressant	免疫抑制药物的用量	数值	/	mg/(kg·d)	核心	杨宝峰,陈建国.药理学.9版.北京:人民卫生出版社,2018.	A20190215OYE
1523	治疗用药	7	抗纤维化药物	7.3	1523	抗纤维化药物	anti-fibrotic agents	是否使用抗纤维化药物	字符	是/否	/	补充	杨宝峰,陈建国.药理学.9版.北京:人民卫生出版社,2018.	A20190215OYE
1524	治疗用药	7	抗纤维化药物	7.3	1524	抗纤维化药物种类	anti-fibrotic agents	使用抗纤维化药物种类	字符	尼达尼布/吡非尼酮	/	补充	杨宝峰,陈建国.药理学.9版.北京:人民卫生出版社,2018.	A20190215OYE
1525	治疗用药	7	生物制剂	7.4	1525	生物制剂	bio-agent	是否使用生物制剂	字符	是/否	/	补充	杨宝峰,陈建国.药理学.9版.北京:人民卫生出版社,2018.	A20190215OYE
1526	治疗用药	7	生物制剂	7.4	1526	生物制剂种类及用量	type and dosage of bio-agent	使用生物制剂的种类及用量	字符	/	/	补充	杨宝峰,陈建国.药理学.9版.北京:人民卫生出版社,2018.	A20190215OYE

序号	一级类别名称	一级类别名称序号	二级类别名称	二级类别名称序号	数据元序号	中文名称	英文名称	定义	变量类型	值域	单位	数据等级	来源	版本号
1527	随访预后情况	8	随访预后信息	8.1	1527	因间质性肺疾病急性加重的门诊/急诊（始终未住院）次数	number of outpatient service visits（never hospitalization）due to acute exacerbation of interstitial lung disease（AE-ILD）	其中因间质性肺疾病急性加重的门诊/急诊（始终未住院）次数	数值	/	次	补充	美国胸科学会,欧洲呼吸学会,日本呼吸学会,等.特发性肺纤维化诊断临床指南（摘译）.中华结核和呼吸杂志,2018,41（12）:915-920.	A20190215OYE
1528	随访预后情况	8	随访预后信息	8.1	1528	因间质性肺疾病急性加重的住院次数	number of hospitalization due to AE-ILD	其中因间质性肺疾病急性加重的住院次数	数值	/	次	补充	美国胸科学会,欧洲呼吸学会,日本呼吸学会,等.特发性肺纤维化诊断临床指南（摘译）.中华结核和呼吸杂志,2018,41（12）:915-920.	A20190215OYE
1529	随访预后情况	8	随访预后信息	8.1	1529	出院后第1次因间质性肺疾病急性加重而住院的日期	date of first hospitalization due to AE-ILD after discharge	出院后第1次因间质性肺疾病急性加重而住院的日期	日期	YYYY-MM-DD	/	补充	美国胸科学会,欧洲呼吸学会,日本呼吸学会,等.特发性肺纤维化诊断临床指南（摘译）.中华结核和呼吸杂志,2018,41（12）:915-920.	A20190215OYE

六、呼吸罕见病

（一）淋巴管肌瘤病

包括健康史、疾病症状、体格检查、实验室检验、其他临床辅助检查、医学诊断、评估量表、乳糜胸治疗、西罗莫司治疗、气胸治疗、卫生费用，以及随访预后情况相关的数据元。

序号	一级类别名称	一级类别名称序号	二级类别名称	二级类别名称序号	数据元序号	中文名称	英文名称	定义	变量类型	值域	单位	数据等级	来源	版本号
1530	健康史	1	妊娠登记	1.1	1530	总妊娠次数	total number of pregnancies	妊娠次数的累计值，包括异位妊娠	数值	/	次	核心	中华人民共和国国家卫生和计划生育委员会．妇女保健基本数据集　第6部分：出生缺陷监测（WS 377.6—2013）．	A20190124ZZ
1531	健康史	1	妊娠登记	1.1	1531	分娩次数	delivery times	产妇分娩总次数，包括28周后的引产，双/多胎分娩只计1次	数值	/	次	核心	中华人民共和国国家卫生和计划生育委员会．电子病历基本数据集　第6部分：助产记录（WS 445.6—2014）．	A20190125ZZ
1532	健康史	1	妊娠登记	1.1	1532	人工流产次数	number of induced abortions	育龄妇女人工流产次数的累计值	数值	/	次	核心	中华人民共和国国家卫生和计划生育委员会．电子病历基本数据集　第6部分：助产记录（WS 445.6—2014）．	A20190126ZZ
1533	健康史	1	妊娠登记	1.1	1533	自然流产次数	number of spontaneous abortions	育龄妇女自然流产次数的累计值	数值	/	次	核心	中华人民共和国国家卫生和计划生育委员会．电子病历基本数据集　第6部分：助产记录（WS 445.6—2014）．	A20190127ZZ

序号	一级类别名称	一级类别名称序号	二级类别名称	二级类别名称序号	数据元序号	中文名称	英文名称	定义	变量类型	值域	单位	数据等级	来源	版本号
1534	健康史	1	妊娠登记	1.1	1534	早产次数	number of preterm births	孕产妇胎儿早产次数的累计值	数值	/	次	核心	中华人民共和国卫生部.疾病控制基本数据集 第8部分:行为危险因素监测(WS 375.8—2012).	A20190128ZZ
1535	健康史	1	妊娠登记	1.1	1535	死胎例数	number of still births	育龄妇女分娩时死胎的例数	数值	/	例	核心	中华人民共和国国家卫生和计划生育委员会.妇女保健基本数据集 第2部分:妇女常见病筛查(WS 377.2—2013).	A20190129ZZ
1536	健康史	1	妊娠登记	1.1	1536	妊娠日期	date of pregnancy	受试者妊娠当日的公元纪年日期	日期	YYYY-MM-DD	/	核心	中华人民共和国国家卫生和计划生育委员会.妇女保健基本数据集 第6部分:出生缺陷监测(WS 377.6—2013).	A20190131ZZ
1537	健康史	1	妊娠登记	1.1	1537	怀孕过程出现呼吸困难加重	an increase in dyspnea during pregnancy	受试者怀孕过程有无出现呼吸困难加重	字符	是/否	/	核心	钟南山,刘又宁.呼吸病学.2版.北京:人民卫生出版社,2012.	A20190111GWL
1538	健康史	1	妊娠登记	1.1	1538	怀孕过程出现气胸	pneumothorax during pregnancy	受试者怀孕过程有无出现气胸	字符	是/否	/	核心	钟南山,刘又宁.呼吸病学.2版.北京:人民卫生出版社,2012.	A20190111GWL

序号	一级类别名称	一级类别名称序号	二级类别名称	二级类别名称序号	数据元序号	中文名称	英文名称	定义	变量类型	值域	单位	数据等级	来源	版本号
1539	健康史	1	妊娠登记	1.1	1539	怀孕过程出现乳糜胸	chylothorax during pregnancy	受试者怀孕过程有无出现乳糜胸	字符	是/否	/	核心	钟南山,刘又宁.呼吸病学.2版.北京:人民卫生出版社,2012.	A20190111GWL
1540	健康史	1	妊娠登记	1.1	1540	怀孕过程出现乳糜腹	chyle abdomen during pregnancy	受试者怀孕过程有无出现乳糜腹	字符	是/否	/	核心	钟南山,刘又宁.呼吸病学.2版.北京:人民卫生出版社,2012.	A20190111GWL
1541	健康史	1	妊娠登记	1.1	1541	怀孕过程出现腹膜后肿瘤出血	retroperitoneal tumor hemorrhage during pregnancy	受试者怀孕过程有无出现腹膜后肿瘤出血	字符	是/否	/	核心	钟南山,刘又宁.呼吸病学.2版.北京:人民卫生出版社,2012.	A20190111GWL
1542	健康史	1	妊娠登记	1.1	1542	怀孕过程出现肾肌脂肪瘤出血	hemorrhage of renal myolipoma during pregnancy	受试者怀孕过程有无肾肌脂肪瘤出血	字符	是/否	/	核心	钟南山,刘又宁.呼吸病学.2版.北京:人民卫生出版社,2012.	A20190111GWL
1543	健康史	1	妊娠登记	1.1	1543	怀孕过程使用过雌激素	estrogen used during pregnancy	受试者怀孕过程是否使用过雌激素	字符	是/否	/	核心	钟南山,刘又宁.呼吸病学.2版.北京:人民卫生出版社,2012.	A20190111GWL
1544	健康史	1	妊娠登记	1.1	1544	胎儿发育停滞次数	number of fetal stasis	胎儿发育停滞次数	数值	/	次	核心	谢幸,孔北华,段涛.妇产科学.9版.北京:人民卫生出版社,2018.	A20190130ZZ

序号	一级类别名称	一级类别名称序号	二级类别名称	二级类别名称序号	数据元序号	中文名称	英文名称	定义	变量类型	值域	单位	数据等级	来源	版本号
1545	疾病症状	2	呼吸道症状	2.1	1545	静息状态呼吸困难	difficulty breathing at rest	呼吸困难是一种呼吸异常、不舒适的主观感觉。受试者静息状态下呼吸困难等级	字符	用呼吸困难评分 MRC 评分（改良版英国医学研究会呼吸困难评分）。0级：仅在用力运动时才会出现喘息。1级：平地快步行走或步行爬小坡时出现呼吸困难。2级：平地行走时比同龄人慢，需要停下来休息。3级：在平地行走100m左右或数分钟后需要停下来休息。4级：因严重呼吸困难以至于不能离开家，或在穿衣服、脱衣服时出现呼吸困难	/	核心	中华医学会呼吸病学分会间质性肺疾病学组，淋巴管肌瘤病共识专家组，中国医学科学院罕见病研究中心，等．西罗莫司治疗淋巴管肌瘤病专家共识（2018）．中华结核和呼吸杂志，2019，42（2）：92-97.	A20190111GWL
1546	疾病症状	2	呼吸道之外的症状	2.2	1546	腹腔积液	abdominal cavity effusion	受试者腹腔积液量	数值	>0	ml	核心	徐凯峰，朱元珏．淋巴管肌瘤病诊断和治疗进展．中华结核和呼吸杂志，2008，31（9）：690-691.	A20190111GWL

序号	一级类别名称	一级类别名称序号	二级类别名称	二级类别名称序号	数据元序号	中文名称	英文名称	定义	变量类型	值域	单位	数据等级	来源	版本号
1547	疾病症状	2	呼吸道之外的症状	2.2	1547	下肢淋巴水肿	lymphedema of the lower extremity	受试者是否出现下肢淋巴水肿	字符	是 / 否	/	核心	中华医学会呼吸病学分会间质性肺疾病学组,淋巴管肌瘤病共识专家组,中国医学科学院罕见病研究中心,等. 西罗莫司治疗淋巴管肌瘤病专家共识(2018). 中华结核和呼吸杂志, 2019, 42(2): 92-97.	A20190111GWL
1548	疾病症状	2	呼吸道之外的症状	2.2	1548	腹胀	abdominal distension	受试者是否出现腹胀	字符	是 / 否	/	核心	中华医学会呼吸病学分会间质性肺疾病学组,淋巴管肌瘤病共识专家组,中国医学科学院罕见病研究中心,等. 西罗莫司治疗淋巴管肌瘤病专家共识(2018). 中华结核和呼吸杂志, 2019, 42(2): 92-97.	A20180901JWHU
1549	疾病症状	2	呼吸道之外的症状	2.2	1549	皮肤异常	abnormal skin	受试者是否出现皮肤异常	字符	是 / 否	/	核心	中华医学会呼吸病学分会间质性肺疾病学组,淋巴管肌瘤病共识专家组,中国医学科学院罕见病研究中心,等. 西罗莫司治疗淋巴管肌瘤病专家共识(2018). 中华结核和呼吸杂志, 2019, 42(2): 92-97.	A20190111GWL
1550	疾病症状	2	呼吸道之外的症状	2.2	1550	发育延迟	developmental delay	生长发育过程中出现速度放慢或是顺序异常等现象	字符	是 / 否		核心	中华医学会呼吸病学分会间质性肺疾病学组,淋巴管肌瘤病共识专家组,中国医学科学院罕见病研究中心,等. 西罗莫司治疗淋巴管肌瘤病专家共识(2018). 中华结核和呼吸杂志, 2019, 42(2): 92-97.	A20190111GWL

序号	一级类别名称	一级类别名称序号	二级类别名称	二级类别名称序号	数据元序号	中文名称	英文名称	定义	变量类型	值域	单位	数据等级	来源	版本号
1551	体格检查	3	腹部触诊	3.1	1551	肾脏病变	kidney disease	受试者触诊是否发现下腹部肿物	字符	是/否/未提及	/	探索	中华医学会呼吸病学分会间质性肺疾病学组,淋巴管肌瘤病共识专家组,中国医学科学院罕见病研究中心,等.西罗莫司治疗淋巴管肌瘤病专家共识(2018).中华结核和呼吸杂志,2019,42(2):92-97.	A20190111GWL
1552	体格检查	3	腹部触诊	3.1	1552	腹膜后占位	retroperitoneal mass	受试者触诊是否发现腹膜后肿物	字符	是/否/未提及	/	探索	中华医学会呼吸病学分会间质性肺疾病学组,淋巴管肌瘤病共识专家组,中国医学科学院罕见病研究中心,等.西罗莫司治疗淋巴管肌瘤病专家共识(2018).中华结核和呼吸杂志,2019,42(2):92-97.	A20190111GWL
1553	体格检查	3	其他体格检查	3.2	1553	色素减退斑	hypopigmentation spot	由于原来皮肤的正常色素减少而在局部皮肤出现异常的一种斑点	字符	是/否/未提及	/	核心	徐凯峰,朱元珏.淋巴管肌瘤病诊断和治疗进展.中华结核和呼吸杂志,2008,31(9):690-691.	A20190111GWL
1554	体格检查	3	其他体格检查	3.2	1554	面部或甲周血管纤维瘤	facial or perionychia angiofibroma	面部或甲周出现血管纤维瘤,血管纤维瘤指皮浅层纤维性增生和不同程度的血管增生所致的皮肤色到淡红色丘疹	字符	是/否/未提及	/	核心	徐凯峰,朱元珏.淋巴管肌瘤病诊断和治疗进展.中华结核和呼吸杂志,2008,31(9):690-691.	A20190111GWL

序号	一级类别名称	一级类别名称序号	二级类别名称	二级类别名称序号	数据元序号	中文名称	英文名称	定义	变量类型	值域	单位	数据等级	来源	版本号
1555	体格检查	3	其他体格检查	3.2	1555	鲨革样斑	shagreen patch	受试者皮肤是否有鲨革样斑	字符	是 / 否 / 未提及	/	核心	徐凯峰,朱元珏.淋巴管肌瘤病诊断和治疗进展.中华结核和呼吸杂志,2008,31(9):690-691.	A20190111GWL
1556	体格检查	3	其他体格检查	3.2	1556	前额纤维斑块	prefrontal plaque	脂纹进一步发展则演变为纤维斑块	字符	是 / 否 / 未提及	/	核心	徐凯峰,朱元珏.淋巴管肌瘤病诊断和治疗进展.中华结核和呼吸杂志,2008,31(9):690-691.	A20190111GWL
1557	实验室检验	4	其他检验	4.1	1557	外周血血管内皮生长因子-D检查	hematic vascular endothelial growth factor(VEGF)-D examination	受试者外周血血管内皮生长因子-D(VEGF-D)检查浓度	数值	/	ng/L	探索	中华医学会呼吸病学分会间质性肺疾病学组,淋巴管肌瘤病共识专家组,中国医学科学院罕见病研究中心,等.西罗莫司治疗淋巴管肌瘤病专家共识(2018).中华结核和呼吸杂志,2019,42(2):92-97.	A20190111GWL
1558	实验室检验	4	其他检验	4.1	1558	结节性硬化症基因检测	tuberous sclerosis(TSC)gene detection	受试者结节性硬化症基因检测结果	字符	阳性 / 阴性	/	探索	刘成玉,罗春丽.临床检验基础.5版.北京:人民卫生出版社,2012.	A20180901JWHU
1559	其他临床辅助检查	5	腹部CT检查	5.1	1559	腹膜后淋巴结肿大	retroperitoneal lymph node enlargement	受试者是否出现腹膜后淋巴结肿大	字符	是 / 否	/	核心	葛均波,徐永健,王辰.内科学.9版.北京:人民卫生出版社,2018.	A20190111ZZ
1560	其他临床辅助检查	5	腹部CT检查	5.1	1560	肝脏实性结节	solid nodules in the liver	受试者是否出现肝脏实性结节	字符	是 / 否	/	核心	白人驹,张雪林.医学影像诊断学.8版.北京:人民卫生出版社,2010.	A20190111ZZ

序号	一级类别名称	一级类别名称序号	二级类别名称	二级类别名称序号	数据元序号	中文名称	英文名称	定义	变量类型	值域	单位	数据等级	来源	版本号
1561	其他临床辅助检查	5	腹部CT检查	5.1	1561	肾血管平滑肌脂肪瘤	renal angiomyolipoma	受试者是否有肾血管平滑肌脂肪瘤	字符	是／否	／	核心	中华医学会呼吸病学分会间质性肺疾病学组,淋巴管肌瘤病共识专家组,中国医学科学院罕见病研究中心,等.西罗莫司治疗淋巴管肌瘤病专家共识(2018).中华结核和呼吸杂志,2019,42(2):92-97.	A20190111ZZ
1562	其他临床辅助检查	5	腹部CT检查	5.1	1562	腹膜后肿瘤	retroperitoneal tumor	原发性腹膜后肿瘤是较少见的疾病,可起源于腹膜后间隙的脂肪、平滑肌、结缔组织、血管筋膜、神经、淋巴及胚胎残留组织等	字符	是／否	／	核心	葛均波,徐永健,王辰.内科学.9版.北京:人民卫生出版社,2018.	A20190111ZZ
1563	其他临床辅助检查	5	腹部CT检查	5.1	1563	子宫肌瘤	uterine fibroids	女性生殖器官中最常见的一种良性肿瘤	字符	是／否	／	核心	中华医学会呼吸病学分会间质性肺疾病学组,淋巴管肌瘤病共识专家组,中国医学科学院罕见病研究中心,等.西罗莫司治疗淋巴管肌瘤病专家共识(2018).中华结核和呼吸杂志,2019,42(2):92-97.	A20190111ZZ
1564	其他临床辅助检查	5	胸部CT检查	5.2	1564	肺部囊状影	pulmonary cystic shadow	受试者是否出现肺部囊状影	字符	是／否	／	补充	钟南山,刘又宁.呼吸病学.2版.北京:人民卫生出版社,2012.	A20190111GWL

序号	一级类别名称	一级类别名称序号	二级类别名称	二级类别名称序号	数据元序号	中文名称	英文名称	定义	变量类型	值域	单位	数据等级	来源	版本号
1565	其他临床辅助检查	5	胸部CT检查	5.2	1565	囊状影部位	site of pulmonary cystic shadow	受试者肺部囊状影所在部位	字符	/	/	补充	钟南山,刘又宁.呼吸病学.2版.北京:人民卫生出版社,2012.	A20190111GWL
1566	其他临床辅助检查	5	胸部CT检查	5.2	1566	囊状影大小	size of pulmonary cystic shadow	受试者肺部囊状影的直径大小	数值	0~100	cm	补充	钟南山,刘又宁.呼吸病学.2版.北京:人民卫生出版社,2012.	A20190111GWL
1567	其他临床辅助检查	5	右心导管检查	5.3	1567	右心导管检查	right cardiac catheterization	受试者是否做过右心导管检查	字符	是/否	/	探索	白人驹,张雪林.医学影像诊断学.3版.北京:人民卫生出版社,2010.	A20190111GWL
1568	其他临床辅助检查	5	肺组织免疫组化	5.4	1568	平滑肌肌动蛋白（SMA）	smooth muscle actin	主要存在于有腔的内脏壁及血管壁中,控制管腔的口径。标识受试者免疫组化SMA检查结果	字符	阳性/阴性/未检查	/	核心	徐凯峰,朱元珏.淋巴管肌瘤病诊断和治疗进展.中华结核和呼吸杂志,2008,31(9):690-691.	A20190111GWL
1569	其他临床辅助检查	5	肺组织免疫组化	5.4	1569	HMB-45	HMB-45	抗黑色素瘤特异性单抗存在于恶性黑色素瘤中。标识受试者免疫组化HMB-45检查结果	字符	阳性/阴性/未检查	/	核心	曹雪涛,姚智,熊思东,等.医学免疫学.7版.北京:人民卫生出版社,2018.	A20190111GWL

序号	一级类别名称	一级类别名称序号	二级类别名称	二级类别名称序号	数据元序号	中文名称	英文名称	定义	变量类型	值域	单位	数据等级	来源	版本号
1570	其他临床辅助检查	5	肺组织免疫组化	5.4	1570	S-100蛋白	S-100 protein	S-100蛋白是一种酸性钙结合蛋白,分子量21 000,主要存在于中枢神经系统各部的星状神经胶质细胞的胞液中。标识受试者免疫组化S-100蛋白检查结果	字符	阳性/阴性/未检查	/	核心	中华医学会呼吸病学分会间质性肺疾病学组,淋巴管肌瘤病共识专家组,中国医学科学院罕见病研究中心,等.西罗莫司治疗淋巴管肌瘤病专家共识(2018).中华结核和呼吸杂志,2019,42(2):92-97.	A20190111GWL
1571	其他临床辅助检查	5	肺组织免疫组化	5.4	1571	雌激素受体(ER)	estrogen receptor(ER)	是存在于雌激素作用的靶细胞胞质内的、选择性与雌激素结合的一种蛋白质。标识受试者免疫组化ER的检查结果	字符	阳性/阴性/未检查	/	核心	曹雪涛,姚智,熊思东,等.医学免疫学.7版.北京:人民卫生出版社,2018.	A20180901JWHU
1572	其他临床辅助检查	5	肺组织免疫组化	5.4	1572	孕激素受体	progesterone receptor(PR)	细胞内发现的蛋白质,其被类固醇激素孕酮激活。标识受试者免疫组化PR的检查结果	字符	阳性/阴性/未检查	/	核心	曹雪涛,姚智,熊思东,等.医学免疫学.7版.北京:人民卫生出版社,2018.	A20180901JWHU

序号	一级类别名称	一级类别名称序号	二级类别名称	二级类别名称序号	数据元序号	中文名称	英文名称	定义	变量类型	值域	单位	数据等级	来源	版本号
1573	其他临床辅助检查	5	肺组织免疫组化	5.4	1573	Ki-67	Ki-67	为细胞增殖的一种标记,在细胞周期 G_1、S、G_2、M 期均有表达,G_0 期缺失,其和许多肿瘤分化程度、浸润、转移、预后密切相关。标识受试者免疫组化 Ki-67 的检查结果	数值	/	%	核心	曹雪涛,姚智,熊思东,等. 医学免疫学. 7 版. 北京:人民卫生出版社, 2018.	A20180901JWHU
1574	医学诊断	6	淋巴管肌瘤病的诊断	6.1	1574	淋巴管肌瘤病	lymphangioleiom-yomatosis(LAM)	一种主要发生于育龄期女性的罕见的肺部疾病,以慢性进展的双肺弥漫性囊性病变为特征,其病理基础是异常增生的平滑肌样细胞和肺部囊性病变	字符	是 / 否	/	核心	钟南山,刘又宁. 呼吸病学. 2 版. 北京:人民卫生出版社, 2012.	A20190111GWL
1575	医学诊断	6	淋巴管肌瘤病的诊断	6.1	1575	合并结节性硬化症	tuberous sclerosis complex(TSC)	一种常染色体显性遗传性疾病,基因突变发生在 *TSC1*(位于染色体 9q34)或 *TSC2*(16p13)	字符	是 / 否	/	核心	钟南山,刘又宁. 呼吸病学. 2 版. 北京:人民卫生出版社, 2012.	A20190111GWL

序号	一级类别名称	一级类别名称序号	二级类别名称	二级类别名称序号	数据元序号	中文名称	英文名称	定义	变量类型	值域	单位	数据等级	来源	版本号
1576	医学诊断	6	淋巴管肌瘤病的诊断	6.1	1576	淋巴管肌瘤病患病年长	years of suffering from LAM	淋巴管肌瘤病患病年限为几年	数值	/	年	核心	钟南山,刘又宁.呼吸病学.2版.北京:人民卫生出版社,2012.	A20190111GWL
1577	医学诊断	6	淋巴管肌瘤病的诊断	6.1	1577	淋巴管肌瘤病疾病状态	stage of LAM	本次就诊/住院时疾病状态	字符	稳定期/急性加重期/不详	/	核心	钟南山,刘又宁.呼吸病学.2版.北京:人民卫生出版社,2012.	A20190111GWL
1578	医学诊断	6	乳糜胸的诊断	6.2	1578	乳糜胸	chylothorax	由于各种原因流经胸导管回流的淋巴乳糜液外漏并积存于胸膜腔内	字符	是/否	/	核心	葛均波,徐永健,王辰.内科学.9版.北京:人民卫生出版社,2018.	A20190111GWL
1579	医学诊断	6	乳糜胸的诊断	6.2	1579	首次乳糜胸日期	date of first chylothorax	受试者首次发生乳糜胸的公元纪年日期	日期	YYYY-MM-DD	/	核心	钟南山,刘又宁.呼吸病学.2版.北京:人民卫生出版社,2012.	A20190111GWL
1580	医学诊断	6	乳糜胸的诊断	6.2	1580	首次乳糜胸量	first chylothorax volume	受试者首次乳糜胸胸腔积液的量	数值	/	ml	核心	钟南山,刘又宁.呼吸病学.2版.北京:人民卫生出版社,2012.	A20190111GWL
1581	医学诊断	6	乳糜胸的诊断	6.2	1581	首次乳糜胸部位	part of first chylothorax	受试者首次发生乳糜胸的部位	字符	/	/	核心	钟南山,刘又宁.呼吸病学.2版.北京:人民卫生出版社,2012.	A20190111GWL
1582	医学诊断	6	乳糜胸的诊断	6.2	1582	合并乳糜性腹水	combined with chyle abdomen	指乳状或奶油状的腹腔渗液,富含甘油三酯,是胸内和肠道淋巴液进入腹腔所致	字符	是/否	/	核心	中华医学会呼吸病学分会间质性肺疾病学组,淋巴管肌瘤病共识专家组,中国医学科学院罕见病研究中心,等.西罗莫司治疗淋巴管肌瘤病专家共识(2018).中华结核和呼吸杂志,2019,42(2):92-97.	A20190123ZZ

序号	一级类别名称	一级类别名称序号	二级类别名称	二级类别名称序号	数据元序号	中文名称	英文名称	定义	变量类型	值域	单位	数据等级	来源	版本号
1583	医学诊断	6	气胸的诊断	6.3	1583	病程中气胸次数	the number of pneumothorax episodes during the course of the disease	受试者在病程中发生气胸的次数	数值	/	次	核心	徐凯峰,朱元珏.淋巴管肌瘤病诊断和治疗进展.中华结核和呼吸杂志,2008,31(9):690-691.	A20190111GWL
1584	医学诊断	6	气胸的诊断	6.3	1584	病程中发生过张力性气胸	tension pneumothorax has occurred during the course of the disease	较大的肺气泡破裂或较大较深的肺裂伤或支气管破裂,裂口与胸膜腔相通,且形成单向活瓣,又称高压性气胸	字符	是/否	/	核心	钟南山,刘又宁.呼吸病学.2版.北京:人民卫生出版社,2012.	A20190111GWL
1585	医学诊断	6	气胸的诊断	6.3	1585	气胸的诱因	cause of pneumothorax	受试者气胸的诱发因素	字符	/	/	核心	钟南山,刘又宁.呼吸病学.2版.北京:人民卫生出版社,2012.	A20190111GWL
1586	医学诊断	6	皮肤改变	6.4	1586	色素脱失斑	discolored spots	合并结节性硬化症的淋巴管肌瘤病患者表现出的皮肤改变的临床特征之一	字符	是/否	/	核心	钟南山,刘又宁.呼吸病学.2版.北京:人民卫生出版社,2012.	A20190111GWL
1587	医学诊断	6	皮肤改变	6.4	1587	面部血管纤维瘤	facial angiofibroma	合并结节性硬化症的淋巴管肌瘤病患者表现出的皮肤改变的临床特征之一	字符	是/否	/	补充	钟南山,刘又宁.呼吸病学.2版.北京:人民卫生出版社,2012.	A20190111GWL

序号	一级类别名称	一级类别名称序号	二级类别名称	二级类别名称序号	数据元序号	中文名称	英文名称	定义	变量类型	值域	单位	数据等级	来源	版本号
1588	医学诊断	6	皮肤改变	6.4	1588	皮肤鲨革斑	shark skin spots	合并结节性硬化症的淋巴管肌瘤病患者表现出的皮肤改变的临床特征之一	字符	是/否	/	补充	钟南山,刘又宁.呼吸病学.2版.北京:人民卫生出版社,2012.	A20190111GWL
1589	医学诊断	6	皮肤改变	6.4	1589	甲周纤维瘤	periungual fibroma	合并结节性硬化症的淋巴管肌瘤病患者表现出的皮肤改变的临床特征之一	字符	是/否	/	补充	钟南山,刘又宁.呼吸病学.2版.北京:人民卫生出版社,2012.	A20190111GWL
1590	医学诊断	6	泌尿性系统疾病	6.5	1590	肾血管平滑肌脂肪瘤	renal angiomyolipoma	常为淋巴管肌瘤病的肺外表现	字符	是/否	/	补充	中华医学会呼吸病学分会间质性肺疾病学组,淋巴管肌瘤病共识专家组,中国医学科学院罕见病研究中心,等.西罗莫司治疗淋巴管肌瘤病专家共识(2018).中华结核和呼吸杂志,2019,42(2):92-97.	A20190111GWL
1591	医学诊断	6	腹膜后病变	6.6	1591	腹膜后实性或囊实性淋巴管肌瘤	retroperitoneal solid or cystic solid lymphangiomyoma	常为淋巴管肌瘤病的肺外表现	字符	是/否	/	补充	中华医学会呼吸病学分会间质性肺疾病学组,淋巴管肌瘤病共识专家组,中国医学科学院罕见病研究中心,等.西罗莫司治疗淋巴管肌瘤病专家共识(2018).中华结核和呼吸杂志,2019,42(2):92-97.	A20190111GWL

序号	一级类别名称	一级类别名称序号	二级类别名称	二级类别名称序号	数据元序号	中文名称	英文名称	定义	变量类型	值域	单位	数据等级	来源	版本号
1592	医学诊断	6	神经系统疾病	6.7	1592	癫痫	epilepsy	脑细胞群异常的超同步放电所引起的突然暂时性复性脑功能障碍,是由多种病因引起的综合征	字符	是/否	/	核心	葛均波,徐永健,王辰.内科学.9版.北京:人民卫生出版社,2018.	A20190111GWL
1593	医学诊断	6	神经系统疾病	6.7	1593	神经发育迟缓	neurodevelopmental retardation	合并结节性硬化症的淋巴管肌瘤病患者表现出的神经系统改变的临床特征之一	字符	是/否	/	核心	钟南山,刘又宁.呼吸病学.2版.北京:人民卫生出版社,2012.	A20190111GWL
1594	医学诊断	6	神经系统疾病	6.7	1594	孤独症	autism	合并结节性硬化症的淋巴管肌瘤病患者表现出的神经系统改变的临床特征之一,是一种神经发育障碍	字符	是/否	/	核心	钟南山,刘又宁.呼吸病学.2版.北京:人民卫生出版社,2012.	A20190111GWL
1595	评估量表	7	评价量表	7.1	1595	NYHA心功能分级	classification of NYHA heart function	按诱发心力衰竭症状的活动程度将心功能的受损状况分为四级	字符	I～IV	/	核心	中华医学会呼吸病学分会间质性肺疾病学组,淋巴管肌瘤病共识专家组,中国医学科学院罕见病研究中心,等.西罗莫司治疗淋巴管肌瘤病专家共识(2018).中华结核和呼吸杂志,2019,42(2):92-97.	A20190111GWL

序号	一级类别名称	一级类别名称序号	二级类别名称	二级类别名称序号	数据元序号	中文名称	英文名称	定义	变量类型	值域	单位	数据等级	来源	版本号
1596	乳糜胸治疗	8	乳糜胸治疗情况	8.1	1596	胸导管结扎手术	thoracic duct ligation	受试者是否进行胸导管结扎手术	字符	是 / 否	/	核心	钟南山,刘又宁.呼吸病学.2版.北京:人民卫生出版社,2012.	A20190111GWL
1597	乳糜胸治疗	8	乳糜胸治疗情况	8.1	1597	淋巴管静脉吻合术	lymphatic venous anastomosis	受试者是否进行淋巴管静脉吻合术	字符	是 / 否	/	核心	葛均波,徐永健,王辰.内科学.9版.北京:人民卫生出版社,2018.	A20190111GWL
1598	乳糜胸治疗	8	乳糜胸治疗情况	8.1	1598	低脂饮食	low-fat diet	饮食中甘油三酯、胆固醇比例较少的食物	字符	是 / 否	/	核心	中华医学会呼吸病学分会间质性肺疾病学组,淋巴管肌瘤病共识专家组,中国医学科学院罕见病研究中心,等.西罗莫司治疗淋巴管肌瘤病专家共识(2018).中华结核和呼吸杂志,2019,42(2):92-97.	A20190111GWL
1599	乳糜胸治疗	8	乳糜胸治疗情况	8.1	1599	中链油	medium chain oil	中链甘油三酯是一类由含有6~10个碳的脂肪酸组成的饱和脂肪。受试者是否补充中链油	字符	是 / 否	/	核心	中华医学会呼吸病学分会间质性肺疾病学组,淋巴管肌瘤病共识专家组,中国医学科学院罕见病研究中心,等.西罗莫司治疗淋巴管肌瘤病专家共识(2018).中华结核和呼吸杂志,2019,42(2):92-97.	A20190111GWL

序号	一级类别名称	一级类别名称序号	二级类别名称	二级类别名称序号	数据元序号	中文名称	英文名称	定义	变量类型	值域	单位	数据等级	来源	版本号
1600	西罗莫司治疗	9	西罗莫司治疗情况	9.1	1600	西罗莫司	sirolimus	西罗莫司能够特异性地抑制 mTOR 活性。受试者使用西罗莫司进行治疗的情况	字符	b.i.d./t.i.d./ q.i.d./ a.m./p.m./q.d./ q.n./q.o.d./q.4h./ p.r.n.	/	核心	中华医学会呼吸病学分会间质性肺疾病学组,淋巴管肌瘤病共识专家组,中国医学科学院罕见病研究中心,等.西罗莫司治疗淋巴管肌瘤病专家共识(2018).中华结核和呼吸杂志,2019,42(2):92-97.	A20190111ZZ
1601	气胸治疗	10	气胸治疗情况	10.1	1601	针刺抽气	pumping through the needle	受试者是否进行针刺抽气治疗气胸	字符	是 / 否	/	核心	钟南山,刘又宁.呼吸病学.2版.北京:人民卫生出版社,2012.	A20190111GWL
1602	气胸治疗	10	气胸治疗情况	10.1	1602	置管引流	catheter drainage	受试者是否进行肋间插管(视情况采用小胸导管或较大的导管)引流	字符	是 / 否	/	核心	钟南山,刘又宁.呼吸病学.2版.北京:人民卫生出版社,2012.	A20190111GWL
1603	气胸治疗	10	气胸治疗情况	10.1	1603	胸腔镜手术	thoracoscopic surgery	受试者是否进行胸腔镜手术治疗	字符	是 / 否	/	核心	钟南山,刘又宁.呼吸病学.2版.北京:人民卫生出版社,2012.	A20190111GWL
1604	气胸治疗	10	气胸治疗情况	10.1	1604	开胸手术	thoracotomy	为了预防气胸复发,在胸膜漏气的部位进行灼烧、结扎或缝合并发的肺大疱以关闭漏口是必要的。开胸手术的术后气胸复发率很低	字符	是 / 否	/	核心	钟南山,刘又宁.呼吸病学.2版.北京:人民卫生出版社,2012.	A20190111GWL

序号	一级类别名称	一级类别名称序号	二级类别名称	二级类别名称序号	数据元序号	中文名称	英文名称	定义	变量类型	值域	单位	数据等级	来源	版本号
1605	气胸治疗	10	气胸治疗情况	10.1	1605	胸膜粘连	pleural adhesions	两层胸膜粘在一起。受试者是否存在胸膜粘连	字符	是／否	/	核心	钟南山,刘又宁.呼吸病学.2版.北京:人民卫生出版社,2012.	A20190111GWL
1606	卫生费用	11	经济负担	11.1	1606	每月用于淋巴管肌瘤病医疗费用支出	LAM medical expenses per month	每月用于淋巴管肌瘤病的医疗费用支出	数值	/	元	探索	中华人民共和国卫生部.《卫生信息数据元目录》等35项强制性卫生行业标准(国卫通〔2011〕13号).第13部分:卫生费用(WS 363.13—2011).	A20190111GWL
1607	随访预后情况	12	随访预后信息	12.1	1607	因淋巴管肌瘤病门诊／急诊(始终未住院)次数	number of outpatient service visit(never hospitalization)due to acute exacerbation of LAM	受试者因淋巴管肌瘤病而看门诊／急诊(始终未住院)次数	数值	/	次	补充	钟南山,刘又宁.呼吸病学.2版.北京:人民卫生出版社,2012.	A20180901JWHU
1608	随访预后情况	12	随访预后信息	12.1	1608	因淋巴管肌瘤病急性加重住院次数	number of hospitalization due to acute exacerbation of LAM	受试者因淋巴管肌瘤病急性加重引起的住院次数	数值	/	次	补充	中华人民共和国卫生部.《卫生信息数据元目录》等35项强制性卫生行业标准(国卫通〔2011〕13号).第10部分:医学诊断(WS 363.10—2011).	A20190111GWL

注:q.d.,每日1次;b.i.d.,每日2次;t.i.d.,每日3次;q.i.d.,每日4次;q.o.d.,隔日1次;q.4h.,每4小时1次;p.r.n.,必要时;a.c.,饭前;p.c.,饭后;a.m.,上午;p.m.,下午;q.m.,每晨;q.n.,每晚。

（二）肺泡蛋白沉积症

包括医学诊断、治疗相关的数据元。

序号	一级类别名称	一级类别名称序号	二级类别名称	二级类别名称序号	数据元序号	中文名称	英文名称	定义	变量类型	值域	单位	数据等级	来源	版本号
1609	医学诊断	1	肺泡蛋白沉积症的诊断	1.1	1609	肺泡蛋白沉积症	pulmonary alveolar proteinosis（PAP）	是一种原因不明的、以肺泡内大量磷脂蛋白样物质异常沉积为特点的疾病。受试者是否患有此症	字符	是／否	／	核心	钟南山,刘又宁.呼吸病学.2版.北京:人民卫生出版社,2012.	A20191209ZZ
1610	治疗相关	2	全肺灌洗治疗	2.1	1610	全肺灌洗治疗	whole lung lavage	通过物理灌洗清除肺泡腔内残留的粉尘、致炎致纤维化因子和巨噬细胞等有害的物质,改善患者的呼吸系统症状,全肺灌洗是治疗PAP最有效的方法。受试者是否进行此治疗	字符	是／否	／	核心	钟南山,刘又宁.呼吸病学.2版.北京:人民卫生出版社,2012.	A20191206LJ
1611	治疗相关	2	全肺灌洗治疗	2.1	1611	全肺灌洗日期	date of whole lung lavage	受试者接受全肺灌洗治疗的公元纪年日期	字符	YYYY-MM-DD	／	核心	钟南山,刘又宁.呼吸病学.2版.北京:人民卫生出版社,2012.	A20191206LJ
1612	治疗相关	2	全肺灌洗治疗	2.1	1612	全肺灌洗情况	situation of whole lung lavage	受试者接受全肺灌洗的部位	字符	单肺／双肺	／	核心	钟南山,刘又宁.呼吸病学.2版.北京:人民卫生出版社,2012.	A20191206LJ

序号	一级类别名称	一级类别名称序号	二级类别名称	二级类别名称序号	数据元序号	中文名称	英文名称	定义	变量类型	值域	单位	数据等级	来源	版本号
1613	治疗相关	2	全肺灌洗治疗	2.1	1613	左肺入量	input of the left lung	左肺灌洗总入量	数值	/	ml	核心	钟南山, 刘又宁. 呼吸病学. 2版. 北京: 人民卫生出版社, 2012.	A20191206LJ
1614	治疗相关	2	全肺灌洗治疗	2.1	1614	左肺出量	output of the left lung	左肺灌洗回收总量	数值	/	ml	核心	钟南山, 刘又宁. 呼吸病学. 2版. 北京: 人民卫生出版社, 2012.	A20191206LJ
1615	治疗相关	2	全肺灌洗治疗	2.1	1615	右肺入量	input of the right lung	右肺灌洗总入量	数值	/	ml	核心	钟南山, 刘又宁. 呼吸病学. 2版. 北京: 人民卫生出版社, 2012.	A20191206LJ
1616	治疗相关	2	全肺灌洗治疗	2.1	1616	右肺出量	output of the right lung	右肺灌洗回收总量	数值	/	ml	核心	钟南山, 刘又宁. 呼吸病学. 2版. 北京: 人民卫生出版社, 2012.	A20191206LJ
1617	治疗相关	2	全肺灌洗治疗并发症	2.2	1617	并发症严重程度	severity of complications	并发症严重程度	字符	轻度/中度/重度	/	探索	钟南山, 刘又宁. 呼吸病学. 2版. 北京: 人民卫生出版社, 2012.	A20191206LJ
1618	治疗相关	2	全肺灌洗治疗并发症	2.2	1618	并发症与灌洗关系	relationship between complications and lavage	并发症与灌洗的相关性	字符	肯定有关/可能有关/可能无关/肯定无关/无法判定	/	探索	钟南山, 刘又宁. 呼吸病学. 2版. 北京: 人民卫生出版社, 2012.	A20191206LJ
1619	治疗相关	2	全肺灌洗治疗并发症	2.2	1619	并发症处理方法	complication management	并发症处理方法的详细描述	字符	/	/	探索	钟南山, 刘又宁. 呼吸病学. 2版. 北京: 人民卫生出版社, 2012.	A20191206LJ

序号	一级类别名称	一级类别名称序号	二级类别名称	二级类别名称序号	数据元序号	中文名称	英文名称	定义	变量类型	值域	单位	数据等级	来源	版本号
1620	治疗相关	2	全肺灌洗治疗并发症	2.2	1620	低氧血症	hypoxemia	血液中含氧不足,动脉血氧分压（PaO₂）低于同龄人的正常下限,主要表现为血氧分压与血氧饱和度下降。受试者是否患有低氧血症	字符	是／否	/	探索	钟南山,刘又宁.呼吸病学.2版.北京:人民卫生出版社,2012.	A20191206LJ
1621	治疗相关	2	全肺灌洗治疗并发症	2.2	1621	高氧血症	hyperoxemia	高氧血症是指在进行抢救或氧疗时,氧大量透过肺泡壁进入静脉血,大大提高氧的浓度,使PaO₂明显提高,多指氧分压大于或等于120mmHg,在临床中为常见现象。受试者是否有高氧血症	字符	是／否	/	探索	钟南山,刘又宁.呼吸病学.2版.北京:人民卫生出版社,2012.	A20191206LJ
1622	治疗相关	2	全肺灌洗治疗并发症	2.2	1622	并发症处理结局	outcome of adverse event	并发症处理后结局	字符	仍存在／已缓解／死亡	/	探索	钟南山,刘又宁.呼吸病学.2版.北京:人民卫生出版社,2012.	A20191206LJ

序号	一级类别名称	一级类别名称序号	二级类别名称	二级类别名称序号	数据元序号	中文名称	英文名称	定义	变量类型	值域	单位	数据等级	来源	版本号
1623	治疗相关	2	GM-CSF治疗	2.3	1623	GM-CSF吸入治疗情况	situation of granulocyte-macrophage colony stimulating factor（GM-CSF）inhalation	动物实验提示PAP的发病与粒细胞巨噬细胞集落刺激因子（GM-CSF）缺乏有关，特发性PAP患者血清及支气管肺泡灌洗液（BALF）存在抗GM-CSF抗体，为GM-CSF治疗特发性PAP提供了理论依据。受试者是否经历过GM-CSF吸入治疗	字符	是/否	/	核心	钟南山,刘又宁.呼吸病学.2版.北京:人民卫生出版社,2012.	A20191206LJ
1624	治疗相关	2	GM-CSF治疗	2.3	1624	GM-CSF吸入治疗日期	date of GM-CSF inhalation	开始GM-CSF吸入治疗的公元纪年日期	日期	YYYY-MM-DD	/	核心	钟南山,刘又宁.呼吸病学.2版.北京:人民卫生出版社,2012.	A20191206LJ
1625	治疗相关	2	GM-CSF治疗	2.3	1625	治疗方案	therapeutic regimen	受试者吸入GM-CSF治疗方案	字符	/	/	核心	钟南山,刘又宁.呼吸病学.2版.北京:人民卫生出版社,2012.	A20191206LJ
1626	治疗相关	2	GM-CSF治疗	2.3	1626	GM-CSF吸入治疗结束日期	end date of GM-CSF inhalation	结束GM-CSF吸入治疗的公元纪年日期	日期	YYYY-MM-DD	/	核心	钟南山,刘又宁.呼吸病学.2版.北京:人民卫生出版社,2012.	A20191206LJ
1627	治疗相关	2	GM-CSF治疗	2.3	1627	不良事件与药物关系	relationship between adverse event and drug	不良事件与雾化治疗关系是否具有相关性	字符	是/否	/	核心	钟南山,刘又宁.呼吸病学.2版.北京:人民卫生出版社,2012.	A20191206LJ

七、肺部感染性疾病

（一）病毒性肺炎

包括健康史、疾病症状、病毒检测试验、病原学相关检验、实验室检验、其他临床辅助检查、医学诊断、药物治疗、呼吸支持治疗相关的数据元。

序号	一级类别名称	一级类别名称序号	二级类别名称	二级类别名称序号	数据元序号	中文名称	英文名称	定义	变量类型	值域	单位	数据等级	来源	版本号
1628	健康史	1	发热接触史	1.1	1628	发热患者接触史	contact history with fever patients	受试者既往是否接触过发热患者	字符	是/否	/	核心	中华人民共和国国家卫生和计划生育委员会.电子病历基本数据集 第12部分:入院记录（WS 445.12—2014）.	A20190214ZYQ
1629	健康史	1	肺炎接触史	1.2	1629	肺炎患者接触史	contact history with pneumonia patients	受试者既往是否接触过肺炎患者	字符	是/否	/	核心	中华人民共和国国家卫生和计划生育委员会.电子病历基本数据集 第12部分:入院记录（WS 445.12—2014）.	A20190215ZYQ
1630	健康史	1	传染病接触史	1.3	1630	传染病接触疾病名称	type of exposure to infectious diseases	受试者接触的《中华人民共和国传染病防治法》规定的疾病名称	字符	CV05.01.017 传染病名称代码表	/	核心	中华人民共和国卫生部.疾病控制基本数据集 第10部分:传染病报告（WS 375.10—2012）.	A20190214ZYQ

序号	一级类别名称	一级类别名称序号	二级类别名称	二级类别名称序号	数据元序号	中文名称	英文名称	定义	变量类型	值域	单位	数据等级	来源	版本号
1631	健康史	1	传染病接触史	1.3	1631	新型冠状病毒肺炎聚集性发病	COVID-19 cluster	2周内在小范围如家庭、办公室、学校班级等场所,出现2例及以上发热和/或呼吸道症状的新型冠状病毒肺炎患者疑似病例	字符	是/否	/	核心	中华人民共和国国家卫生健康委员会.关于印发新型冠状病毒感染相关ICD代码的通知(国卫医函〔2020〕58号).2020.	A20200305ZZ
1632	健康史	1	传染病旅行史	1.4	1632	新型冠状病毒肺炎疫区旅行史	travel history to COVID-19 affected area or other related districts	发病前14天内有疫区或其他有病例报告社区的旅行史	字符	是/否	/	核心	中华人民共和国国家卫生健康委员会.关于印发新型冠状病毒感染相关ICD代码的通知(国卫医函〔2020〕58号).2020.	A20200305ZZ
1633	健康史	1	传染病居住史	1.5	1633	新型冠状病毒肺炎疫区居住史	living history in COVID-19 affected area or other related districts	发病前14天内有疫区或其他有病例报告社区的居住史	字符	是/否	/	核心	中华人民共和国国家卫生健康委员会.关于印发新型冠状病毒感染相关ICD代码的通知(国卫医函〔2020〕58号).2020.	A20200305ZZ
1634	疾病症状	2	呼吸道之外的症状	2.1	1634	肌痛	myalgia	受试者是否有肌肉疼痛	字符	是/否	/	探索	葛均波,徐永健,王辰.内科学.9版.北京:人民卫生出版社,2018.	A20190214ZYQ
1635	疾病症状	2	呼吸道之外的症状	2.1	1635	头晕	megrim	指头昏眼花或眼前发黑、头重脚轻等异常感觉。严重时可伴有恶心、呕吐、面色苍白和周围物体旋转的感觉,称为眩晕。受试者是否有头晕	字符	是/否	/	探索	葛均波,徐永健,王辰.内科学.9版.北京:人民卫生出版社,2018.	A20190214ZYQ

序号	一级类别名称	一级类别名称序号	二级类别名称	二级类别名称序号	数据元序号	中文名称	英文名称	定义	变量类型	值域	单位	数据等级	来源	版本号
1636	疾病症状	2	呼吸道之外的症状	2.1	1636	恶心/呕吐	nausea/vomiting	受试者是否出现想吐的感觉,或者吐出胃内容物/食物	字符	是/否	/	探索	中华医学会呼吸病学分会.中国成人社区获得性肺炎诊断和治疗指南(2016年版).中华结核和呼吸杂志,2016,39(4):253-279.	A20190214ZYQ
1637	疾病症状	2	呼吸道之外的症状	2.1	1637	腹胀/腹泻	abdominal distention/diarrhea	受试者是否有腹部饱胀感,排大便次数增加,或出现水样便	字符	是/否	/	探索	中华医学会呼吸病学分会.中国成人社区获得性肺炎诊断和治疗指南(2016年版).中华结核和呼吸杂志,2016,39(4):253-279.	A20190214ZYQ
1638	病毒检测试验	3	病毒指标检验	3.1	1638	病毒指标检验	virus infection index examination	受试者是否做过病毒指标检验	字符	是/否	/	核心	尚红,王兰兰.实验诊断学.3版.北京:人民卫生出版社,2015.	A20190214ZYQ
1639	病毒检测试验	3	流感病毒	3.2	1639	甲型流感病毒抗原检测	influenza A virus antigen detection	受试者是否进行甲型流感病毒检测	字符	是/否	/	核心	尚红,王兰兰.实验诊断学.3版.北京:人民卫生出版社,2015.	A20190214ZYQ
1640	病毒检测试验	3	流感病毒	3.2	1640	甲型流感病毒检测方法	method for influenza A virus detection	受试者进行甲型流感病毒检测采用的方法	字符	胶体金抗原/免疫荧光/核酸/培养/血清学/其他	/	核心	尚红,王兰兰.实验诊断学.3版.北京:人民卫生出版社,2015.	A20190214ZYQ
1641	病毒检测试验	3	流感病毒	3.2	1641	甲型流感病毒检测结果	result of influenza A virus detection	对受试者甲型流感病毒检测结果的详细描述	字符	阳性/阴性	/	核心	尚红,王兰兰.实验诊断学.3版.北京:人民卫生出版社,2015.	A20190214ZYQ

序号	一级类别名称	一级类别名称序号	二级类别名称	二级类别名称序号	数据元序号	中文名称	英文名称	定义	变量类型	值域	单位	数据等级	来源	版本号
1642	病毒检测试验	3	流感病毒	3.2	1642	乙型流感病毒检测	influenza B virus detection	受试者是否进行乙型流感病毒检测	字符	是/否	/	核心	尚红,王兰兰.实验诊断学.3版.北京:人民卫生出版社,2015.	A20190214ZYQ
1643	病毒检测试验	3	流感病毒	3.2	1643	乙型流感病毒检测方法	method for influenza B virus detection	受试者进行乙型流感病毒检测采用的方法	字符	胶体金抗原/免疫荧光/核酸/培养/血清学/其他	/	核心	尚红,王兰兰.实验诊断学.3版.北京:人民卫生出版社,2015.	A20190214ZYQ
1644	病毒检测试验	3	流感病毒	3.2	1644	乙型流感病毒检测结果	result of influenza B virus detection	对受试者乙型流感病毒检测结果的详细描述	字符	阳性/阴性	/	核心	尚红,王兰兰.实验诊断学.3版.北京:人民卫生出版社,2015.	A20190214ZYQ
1645	病毒检测试验	3	流感病毒	3.2	1645	甲型H1N1流感病毒检测	influenza A（H1N1）virus detection	受试者是否进行甲型H1N1流感病毒检测	字符	是/否	/	核心	尚红,王兰兰.实验诊断学.3版.北京:人民卫生出版社,2015.	A20190214ZYQ
1646	病毒检测试验	3	流感病毒	3.2	1646	甲型H1N1流感病毒检测方法	method for influenza A（H1N1）virus detection	受试者进行甲型H1N1流感病毒检测采用的方法	字符	胶体金抗原/免疫荧光/核酸/培养/血清学/其他	/	核心	尚红,王兰兰.实验诊断学.3版.北京:人民卫生出版社,2015.	A20190214ZYQ
1647	病毒检测试验	3	流感病毒	3.2	1647	甲型H1N1流感病毒检测结果	result of influenza A（H1N1）virus detection	对受试者甲型H1N1流感病毒检测结果的详细描述	字符	阳性/阴性	/	核心	尚红,王兰兰.实验诊断学.3版.北京:人民卫生出版社,2015.	A20190214ZYQ
1648	病毒检测试验	3	流感病毒	3.2	1648	副流感病毒检测	parainfluenza virus 1-4 detection	受试者是否进行副流感病毒抗原检测	字符	是/否	/	核心	尚红,王兰兰.实验诊断学.3版.北京:人民卫生出版社,2015.	A20190214ZYQ

序号	一级类别名称	一级类别名称序号	二级类别名称	二级类别名称序号	数据元序号	中文名称	英文名称	定义	变量类型	值域	单位	数据等级	来源	版本号
1649	病毒检测试验	3	流感病毒	3.2	1649	副流感病毒检测方法	method for parainfluenza virus 1-4 detection	受试者进行副流感病毒检测采用的方法	字符	胶体金抗原/免疫荧光/核酸/培养/血清学/其他	/	核心	尚红,王兰兰.实验诊断学.3版.北京:人民卫生出版社,2015.	A20190214ZYQ
1650	病毒检测试验	3	流感病毒	3.2	1650	副流感病毒检测结果	result of parainfluenza 1-4 detection	对受试者副流感病毒检测结果的详细描述	字符	阳性/阴性	/	核心	尚红,王兰兰.实验诊断学.3版.北京:人民卫生出版社,2015.	A20190214ZYQ
1651	病毒检测试验	3	呼吸道合胞病毒	3.3	1651	呼吸道合胞病毒检测	respiratory syncytial virus（RSV）detection	受试者是否进行呼吸道合胞病毒抗原检测	字符	是/否	/	核心	尚红,王兰兰.实验诊断学.3版.北京:人民卫生出版社,2015.	A20190214ZYQ
1652	病毒检测试验	3	呼吸道合胞病毒	3.3	1652	呼吸合胞病毒检测方法	method for RSV detection	受试者进行呼吸合胞病毒检测采用的方法	字符	胶体金抗原/免疫荧光/核酸/培养/血清学/其他	/	核心	尚红,王兰兰.实验诊断学.3版.北京:人民卫生出版社,2015.	A20190214ZYQ
1653	病毒检测试验	3	呼吸道合胞病毒	3.3	1653	呼吸道合胞病毒检测结果	result of RSV detection	对呼吸道合胞病毒抗原检测结果的详细描述	字符	阳性/阴性	/	核心	尚红,王兰兰.实验诊断学.3版.北京:人民卫生出版社,2015.	A20190214ZYQ
1654	病毒检测试验	3	腺病毒	3.4	1654	腺病毒检测	adenovirus（ADV）detection	用腺病毒特异性抗体检测病毒。受试者是否进行腺病毒检测	字符	是/否	/	核心	尚红,王兰兰.实验诊断学.3版.北京:人民卫生出版社,2015.	A20190214ZYQ
1655	病毒检测试验	3	腺病毒	3.4	1655	腺病毒检测方法	method for ADV detection	受试者进行腺病毒检测采用的方法	字符	胶体金抗原/免疫荧光/核酸/培养/血清学/其他	/	核心	尚红,王兰兰.实验诊断学.3版.北京:人民卫生出版社,2015.	A20190214ZYQ

序号	一级类别名称	一级类别名称序号	二级类别名称	二级类别名称序号	数据元序号	中文名称	英文名称	定义	变量类型	值域	单位	数据等级	来源	版本号
1656	病毒检测试验	3	腺病毒	3.4	1656	腺病毒检测结果	result of ADV detection	对受试者腺病毒检测结果的详细描述	字符	阳性／阴性	／	核心	尚红,王兰兰.实验诊断学.3版.北京:人民卫生出版社,2015.	A20190214ZYQ
1657	病毒检测试验	3	鼻病毒	3.5	1657	鼻病毒检测	rhinovirus detection	受试者是否进行鼻病毒检测	字符	是／否	／	核心	尚红,王兰兰.实验诊断学.3版.北京:人民卫生出版社,2015.	A20190214ZYQ
1658	病毒检测试验	3	鼻病毒	3.5	1658	鼻病毒检测方法	method for rhinovirus detection	受试者鼻病毒的检测方法	字符	胶体金抗原／免疫荧光／核酸／培养／血清学／其他	／	核心	尚红,王兰兰.实验诊断学.3版.北京:人民卫生出版社,2015.	A20190214ZYQ
1659	病毒检测试验	3	鼻病毒	3.5	1659	鼻病毒检测结果	result of rhinovirus detection	对受试者鼻病毒检测结果的详细描述	字符	阳性／阴性	／	核心	尚红,王兰兰.实验诊断学.3版.北京:人民卫生出版社,2015.	A20190214ZYQ
1660	病毒检测试验	3	博卡病毒	3.6	1660	人博卡病毒检测	human Bocavirus detection	受试者是否进行博卡病毒检测	字符	是／否	／	核心	尚红,王兰兰.实验诊断学.3版.北京:人民卫生出版社,2015.	A20190214ZYQ
1661	病毒检测试验	3	博卡病毒	3.6	1661	人博卡病毒检测方法	method for human Bocavirus detection	受试者进行博卡病毒检测采用的方法	字符	胶体金抗原／免疫荧光／核酸／培养／血清学／其他	／	核心	尚红,王兰兰.实验诊断学.3版.北京:人民卫生出版社,2015.	A20190214ZYQ
1662	病毒检测试验	3	博卡病毒	3.6	1662	人博卡病毒检测结果	result of human Bocavirus detection	对博卡病毒检测结果的详细描述	字符	阳性／阴性	／	核心	尚红,王兰兰.实验诊断学.3版.北京:人民卫生出版社,2015.	A20190214ZYQ

序号	一级类别名称	一级类别名称序号	二级类别名称	二级类别名称序号	数据元序号	中文名称	英文名称	定义	变量类型	值域	单位	数据等级	来源	版本号
1663	病毒检测试验	3	人偏肺病毒	3.7	1663	人偏肺病毒检测	human metapneumovirus detection	受试者是否进行人偏肺病毒抗原检测	字符	是/否	/	核心	尚红,王兰兰.实验诊断学.3版.北京:人民卫生出版社,2015.	A20190214ZYQ
1664	病毒检测试验	3	人偏肺病毒	3.7	1664	人偏肺病毒检测方法	method for human metapneumovirus detection	受试者进行人偏肺病毒检测采用的方法	字符	胶体金抗原/免疫荧光/核酸/培养/血清学/其他	/	核心	尚红,王兰兰.实验诊断学.3版.北京:人民卫生出版社,2015.	A20190214ZYQ
1665	病毒检测试验	3	人偏肺病毒	3.7	1665	人偏肺病毒检测结果	result of human metapneumovirus detection	对人偏肺病毒检测结果的详细描述	字符	阳性/阴性	/	核心	尚红,王兰兰.实验诊断学.3版.北京:人民卫生出版社,2015.	A20190214ZYQ
1666	病毒检测试验	3	巨细胞病毒	3.8	1666	巨细胞病毒检测	cytomegalovirus（CMV）detection	受试者是否进行巨细胞病毒抗原检测	字符	是/否	/	核心	尚红,王兰兰.实验诊断学.3版.北京:人民卫生出版社,2015.	A20190214ZYQ
1667	病毒检测试验	3	巨细胞病毒	3.8	1667	巨细胞病毒检测方法	method of CMV detection	受试者进行巨细胞病毒检测采用的方法	字符	血CMV pp抗原/血核酸/痰核酸/血清学/其他	/	核心	尚红,王兰兰.实验诊断学.3版.北京:人民卫生出版社,2015.	A20190214ZYQ
1668	病毒检测试验	3	巨细胞病毒	3.8	1668	巨细胞病毒检测结果	result of CMV detection	对巨细胞病毒检测结果的详细描述	字符	阳性/阴性	/	核心	尚红,王兰兰.实验诊断学.3版.北京:人民卫生出版社,2015.	A20190214ZYQ
1669	病毒检测试验	3	新型冠状病毒	3.9	1669	新型冠状病毒检测	SARS-CoV-2 test	受试者是否进行新型冠状病毒检测	字符	是/否	/	核心	中华人民共和国国家卫生健康委员会.新型冠状病毒肺炎诊疗方案(试行第八版).2021.	A20203006ZZ

序号	一级类别名称	一级类别名称序号	二级类别名称	二级类别名称序号	数据元序号	中文名称	英文名称	定义	变量类型	值域	单位	数据等级	来源	版本号
1670	病毒检测试验	3	新型冠状病毒	3.9	1670	新型冠状病毒检测方法	method of SARS-CoV-2 detection	受试者进行新型冠状病毒检测采用的方法	字符	胶体金 / 免疫荧光 /RT-PCR/ NGS/ 血清学	/	核心	中华人民共和国国家卫生健康委员会 . 新型冠状病毒肺炎诊疗方案（试行第八版）. 2021.	A20200305ZZ
1671	病毒检测试验	3	新型冠状病毒	3.9	1671	新型冠状病毒检测结果	result of SARS-CoV-2 detection	对新型冠状病毒检测结果的详细描述, 在鼻咽拭子、痰和其他呼吸道分泌物、血液、粪便等标本中可检测出新型冠状病毒核酸, 检测下呼吸道标本更加准确	字符	阳性 / 阴性	/	核心	中华人民共和国国家卫生健康委员会 . 新型冠状病毒肺炎诊疗方案（试行第八版）. 2021.	A20200305ZZ
1672	病原学相关检验	4	病原学检验	4.1	1672	病原学检验标志	infectious pathogen examination	是否做过病原学检验	字符	是 / 否	/	补充	曹雪涛, 姚智, 熊思东, 等 . 医学免疫学 . 7 版 . 北京: 人民卫生出版社, 2018.	A20190214ZYQ
1673	病原学相关检验	4	其他检验	4.2	1673	血烟曲霉 IgG 抗体	serum aspergillus IgG	受试者血清烟曲霉 IgG 抗体滴度	数值	/	n : n（n 为大于 0 的数值）	补充	曹雪涛, 姚智, 熊思东, 等 . 医学免疫学 . 7 版 . 北京: 人民卫生出版社, 2018.	A20190214ZYQ
1674	病原学相关检验	4	其他检验	4.2	1674	血烟曲霉 IgM 抗体	serum aspergillus IgM	受试者血清烟曲霉 IgM 抗体滴度	数值	/	n : n（n 为大于 0 的数值）	补充	曹雪涛, 姚智, 熊思东, 等 . 医学免疫学 . 7 版 . 北京: 人民卫生出版社, 2018.	A20190214ZYQ

序号	一级类别名称	一级类别名称序号	二级类别名称	二级类别名称序号	数据元序号	中文名称	英文名称	定义	变量类型	值域	单位	数据等级	来源	版本号
1675	病原学相关检验	4	其他检验	4.2	1675	新型冠状病毒 IgM 抗体	IgM antibody to SARS-CoV-2	受试者血清新型冠状病毒特异性 IgM 抗体滴度	数值	/	n：n（n 为大于 0 的数值）	核心	中华人民共和国国家卫生健康委员会.新型冠状病毒肺炎诊疗方案（试行第八版）.2021	A20200305ZZ
1676	病原学相关检验	4	其他检验	4.2	1676	新型冠状病毒 IgG 抗体	IgG antibody to SARS-CoV-2	受试者血清新型冠状病毒特异性 IgG 抗体滴度	数值	/	n：n（n 为大于 0 的数值）	核心	中华人民共和国国家卫生健康委员会.新型冠状病毒肺炎诊疗方案（试行第八版）.2021	A20200305ZZ
1677	病原学相关检验	4	痰细菌培养	4.3	1677	痰细菌培养及相关试验	sputum culture for bacteria	凡有下呼吸道感染的患者均可用痰液培养检测细菌。受试者是否进行痰液细菌培养及相关试验	字符	是 / 否	/	核心	钟南山,刘又宁.呼吸病学.2版.北京:人民卫生出版社,2012.	A20190214ZYQ
1678	病原学相关检验	4	痰细菌培养	4.3	1678	痰细菌培养鉴定结果	result of sputum culture for bacteria	对受试者痰液细菌培养鉴定结果的详细描述	字符	/	/	核心	钟南山,刘又宁.呼吸病学.2版.北京:人民卫生出版社,2012.	A20190214ZYQ
1679	病原学相关检验	4	痰细菌培养	4.3	1679	痰细菌药敏试验结果	drug sensitive test result of sputum for bactreia	测定抗细菌药物在体外对病原菌有无抑制作用的方法，称为抗细菌药物敏感试验，常与痰液培养一起进行。对受试者痰液细菌药敏试验结果的详细描述	字符	/	/	核心	钟南山,刘又宁.呼吸病学.2版.北京:人民卫生出版社,2012.	A20190214ZYQ

序号	一级类别名称	一级类别名称序号	二级类别名称	二级类别名称序号	数据元序号	中文名称	英文名称	定义	变量类型	值域	单位	数据等级	来源	版本号
1680	病原学相关检验	4	痰真菌培养	4.4	1680	痰真菌培养及相关试验	sputum culture for fungus	凡有下呼吸道感染的患者均可用痰液培养检测真菌。受试者是否进行痰液真菌培养及相关试验	字符	是 / 否	/	核心	钟南山,刘又宁.呼吸病学.2版.北京:人民卫生出版社,2012.	A20190214ZYQ
1681	病原学相关检验	4	痰真菌培养	4.4	1681	痰真菌培养鉴定结果	result of sputum culture for fungus	对受试者痰液真菌培养鉴定结果的详细描述	字符	/	/	核心	钟南山,刘又宁.呼吸病学.2版.北京:人民卫生出版社,2012.	A20190214ZYQ
1682	病原学相关检验	4	痰真菌培养	4.4	1682	痰真菌药敏试验结果	drug sensitive test result of sputum for fungus	测定抗真菌药物在体外对病原菌有无抑制作用的方法,称为抗真菌药物敏感试验,常与痰液培养一起进行。对受试者痰液真菌药敏试验结果的详细描述	字符	/	/	核心	钟南山,刘又宁.呼吸病学.2版.北京:人民卫生出版社,2012.	A20190214ZYQ
1683	病原学相关检验	4	肺泡灌洗液细菌培养	4.5	1683	肺泡灌洗液细菌培养及相关试验	bronchoalveolar lavage fluid (BALF) culture for bacteria	通过支气管镜向支气管肺泡内注入生理盐水,并随即抽吸获取肺泡表面衬液,进行细菌培养检验。受试者是否进行肺泡灌洗液细菌培养	字符	是 / 否	/	核心	钟南山,刘又宁.呼吸病学.2版.北京:人民卫生出版社,2012.	A20190214ZYQ

序号	一级类别名称	一级类别名称序号	二级类别名称	二级类别名称序号	数据元序号	中文名称	英文名称	定义	变量类型	值域	单位	数据等级	来源	版本号
1684	病原学相关检验	4	肺泡灌洗液细菌培养	4.5	1684	肺泡灌洗液细菌培养鉴定结果	result of BALF culture for bacteria	对受试者肺泡灌洗液细菌培养鉴定结果的详细描述	字符	/	/	核心	钟南山,刘又宁.呼吸病学.2版.北京:人民卫生出版社,2012.	A20190214ZYQ
1685	病原学相关检验	4	肺泡灌洗液细菌培养	4.5	1685	肺泡灌洗液细菌药敏试验	drug sensitive test of BALF for bacteria	测定抗细菌药物在体外对病原菌有无抑制作用的方法,称为抗细菌药物敏感试验。对肺泡灌洗液细菌药物敏感试验结果的详细描述	字符	/	/	核心	钟南山,刘又宁.呼吸病学.2版.北京:人民卫生出版社,2012.	A20190214ZYQ
1686	病原学相关检验	4	肺泡灌洗液真菌培养	4.6	1686	肺泡灌洗液真菌培养及相关试验	BALF culture for fungus	通过支气管镜向支气管肺泡内注入生理盐水,并随即抽吸获取肺泡表面衬液,进行真菌培养检验。受试者进行肺泡灌洗液真菌培养	字符	是/否	/	核心	钟南山,刘又宁.呼吸病学.2版.北京:人民卫生出版社,2012.	A20190214ZYQ
1687	病原学相关检验	4	肺泡灌洗液真菌培养	4.6	1687	肺泡灌洗液真菌培养鉴定结果	result of BALF culture for fungus	对受试者肺泡灌洗液真菌培养鉴定结果的详细描述	字符	/	/	核心	钟南山,刘又宁.呼吸病学.2版.北京:人民卫生出版社,2012.	A20190214ZYQ

序号	一级类别名称	一级类别名称序号	二级类别名称	二级类别名称序号	数据元序号	中文名称	英文名称	定义	变量类型	值域	单位	数据等级	来源	版本号
1688	病原学相关检验	4	肺泡灌洗液真菌培养	4.6	1688	肺泡灌洗液真菌药敏试验	drug sensitive test of BALF for fungus	测定抗真菌药物在体外对病原菌有无抑制作用的方法,称为抗真菌药物敏感试验。对受试者肺泡灌洗液真菌药物敏感试验结果的详细描述	字符	/	/	核心	钟南山,刘又宁.呼吸病学.2版.北京:人民卫生出版社,2012.	A20190214ZYQ
1689	病原学相关检验	4	肺组织细菌培养	4.7	1689	肺组织细菌培养及相关试验	lung tissue culture for bacteria	受试者是否进行肺组织细菌培养及相关试验	字符	是/否	/	补充	钟南山,刘又宁.呼吸病学.2版.北京:人民卫生出版社,2012.	A20190214ZYQ
1690	病原学相关检验	4	肺组织细菌培养	4.7	1690	肺组织细菌培养鉴定结果	result of lung tissue culture for bacteria	对受试者肺组织细菌培养鉴定结果的详细描述	字符	/	/	补充	钟南山,刘又宁.呼吸病学.2版.北京:人民卫生出版社,2012.	A20190214ZYQ
1691	病原学相关检验	4	肺组织细菌培养	4.7	1691	肺组织细菌药敏试验	drug sensitive test of lung tissue for bacteria	测定抗细菌药物在体外对病原菌有无抑制作用的方法,称为抗细菌药物敏感试验。对受试者肺组织细菌药物敏感试验结果的详细描述	字符	/	/	补充	钟南山,刘又宁.呼吸病学.2版.北京:人民卫生出版社,2012.	A20190214ZYQ
1692	病原学相关检验	4	肺组织真菌培养	4.8.	1692	肺组织真菌培养及相关试验	lung tissue culture for fungus	受试者是否进行肺组织真菌培养及相关试验	字符	是/否	/	补充	钟南山,刘又宁.呼吸病学.2版.北京:人民卫生出版社,2012.	A20190214ZYQ

序号	一级类别名称	一级类别名称序号	二级类别名称	二级类别名称序号	数据元序号	中文名称	英文名称	定义	变量类型	值域	单位	数据等级	来源	版本号
1693	病原学相关检验	4	肺组织真菌培养	4.8	1693	肺组织真菌培养鉴定结果	result of lung tissue culture for fungus	对受试者肺组织真菌培养鉴定结果的详细描述	字符	/	/	补充	钟南山,刘又宁.呼吸病学.2版.北京:人民卫生出版社,2012.	A20190214ZYQ
1694	病原学相关检验	4	肺组织真菌培养	4.8	1694	肺组织真菌药敏试验	drug sensitive test of lung tissue for fungus	测定抗真菌药物在体外对病原菌有无抑制作用的方法,称为抗真菌药物敏感试验。对肺组织真菌药物敏感试验结果的详细描述	字符	/	/	补充	钟南山,刘又宁.呼吸病学.2版.北京:人民卫生出版社,2012.	A20190214ZYQ
1695	实验室检验	5	痰巨细胞病毒检测	5.1	1695	痰CMV-DNA检测结果	result of sputum CMV-DNA detection	对受试者痰液巨细胞病毒(CMV)-DNA检测结果的详细描述	数值	0~10 000 000	拷贝/ml	核心	中华医学会呼吸病学分会.中国成人社区获得性肺炎诊断和治疗指南(2016年版).中华结核和呼吸杂志,2016,39(4):253-279.	A20190214ZYQ
1696	实验室检验	5	血液巨细胞病毒检测	5.2	1696	血液CMV-DNA检测结果	result of serum CMV-DNA detection	对受试者血CMV-DNA检测结果的详细描述	数值	0~10 000 000	拷贝/ml	核心	中华医学会呼吸病学分会.中国成人社区获得性肺炎诊断和治疗指南(2016年版).中华结核和呼吸杂志,2016,39(4):253-279.	A20190214ZYQ

序号	一级类别名称	一级类别名称序号	二级类别名称	二级类别名称序号	数据元序号	中文名称	英文名称	定义	变量类型	值域	单位	数据等级	来源	版本号
1697	实验室检验	5	血液巨细胞病毒检测	5.2	1697	血 CMV-pp65 抗原淋巴系细胞检测结果	result of serum CMV-pp65 antigen in lymphocytes	人 CMV-pp65 抗原位于病毒的衣壳与包膜之间,是分子量为 65 000 的基质磷蛋白,pp65 抗原检测能早期预测人 CMV 活动性感染的发生。受试者血液淋巴系细胞中 CMV-pp65 抗原阳性细胞的百分比含量	数值	0~100	%	核心	阮光萍,王金祥,姚翔,等. 巨细胞病毒 pp65 抗原检测的新方法. 免疫学杂志,2012,28(4):333-336.	A20190214ZYQ
1698	实验室检验	5	血液巨细胞病毒检测	5.2	1698	血 CMV-pp65 抗原单核系细胞检测结果	result of serum CMV-pp65 antigen in monocytes	人 CMV-pp65 抗原位于病毒的衣壳与包膜之间,是分子量为 65 000 的基质磷蛋白,pp65 抗原检测能早期预测人 CMV 活动性感染的发生。受试者血液单核系细胞中 CMV-pp65 抗原阳性细胞的百分比含量	数值	0~100	%	核心	阮光萍,王金祥,姚翔,等. 巨细胞病毒 pp65 抗原检测的新方法. 免疫学杂志,2012,28(4):333-336.	A20190214ZYQ

序号	一级类别名称	一级类别名称序号	二级类别名称	二级类别名称序号	数据元序号	中文名称	英文名称	定义	变量类型	值域	单位	数据等级	来源	版本号
1699	实验室检验	5	血液巨细胞病毒检测	5.2	1699	血CMV-pp65抗原粒系检测结果	result of serum CMV-pp65 antigen in neutrophils	人CMV-pp65抗原位于病毒的衣壳与包膜之间，是分子量为65 000的基质磷蛋白,pp65抗原检测能早期预测人CMV活动性感染的发生。受试者血液粒系细胞中CMV-pp65抗原阳性细胞的百分比含量	数值	0~100	%	核心	阮光萍,王金祥,姚翔,等.巨细胞病毒pp65抗原检测的新方法.免疫学杂志,2012,28（4）:333-336.	A20190214ZYQ
1700	实验室检验	5	血液巨细胞病毒检测	5.2	1700	血CMV IgM抗体检测结果	result of serum CMV IgM antibody	对受试者血巨细胞病毒IgM抗体检测结果的详细描	数值	0~1 000	AU/ml	核心	曹雪涛,姚智,熊思东,司传平,于益芝.医学免疫学.第7版.北京:人民卫生出版社,2018.	A20190214ZYQ
1701	实验室检验	5	血液巨细胞病毒检测	5.2	1701	血CMV IgG抗体检测结果	result of serum CMV IgG antibody	对受试者血CMV IgG抗体检测结果的详细描述	数值	0~1 000	AU/ml	核心	曹雪涛,姚智,熊思东,等.医学免疫学.7版.北京:人民卫生出版社,2018.	A20190214ZYQ
1702	实验室检验	5	肺炎支原体血清学检验	5.3	1702	肺炎支原体血清学抗体检测	antibody of pneumonia mycoplasma	血清检测到肺炎支原体的IgM抗体或者急性期及恢复期的双份血清标本（间隔2~4周）抗体滴度呈现4倍变化（增高或降低）有助于肺炎的病原学诊断	数值	/	n:n(n为大于0的数值）	核心	钟南山,刘又宁.呼吸病学.2版.北京:人民卫生出版社,2012.	A20190214ZYQ

序号	一级类别名称	一级类别名称序号	二级类别名称	二级类别名称序号	数据元序号	中文名称	英文名称	定义	变量类型	值域	单位	数据等级	来源	版本号
1703	实验室检验	5	结核感染T细胞检测	5.4	1703	结核感染T细胞检测	T-cell spot of tuberculosis（T-SPOT.TB）	受试者是否进行结核感染T细胞检测	字符	是/否	/	补充	钟南山,刘又宁.呼吸病学.2版.北京:人民卫生出版社,2012.	A20190214ZYQ
1704	实验室检验	5	结核感染T细胞检测	5.4	1704	结核感染T细胞斑点试验（A抗原）	T-SPOT.TB（A antigen）	将分离标本中的单个核细胞加入结核分枝杆菌特异性抗原A进行细胞培养后,分别检测分泌γ干扰素的特异性淋巴细胞的数量。对受试者结核感染T细胞检测A抗原结果的详细描述	数值	/	个/2.5×10⁵PBMCs	补充	管立学,李海波,褚锦锦,等.外周血结核感染T细胞斑点试验对活动性结核的诊断价值[J].中华医院感染学杂志,2019,29(03):340-345.	A20190214ZYQ
1705	实验室检验	5	结核感染T细胞检测	5.4	1705	结核感染T细胞斑点试验（B抗原）	T-SPOT.TB（B antigen）	将分离标本中的单个核细胞加入结核分枝杆菌特异性抗原B进行细胞培养后,分别检测分泌γ干扰素的特异性淋巴细胞的数量。对受试者结核感染T细胞检测B抗原结果的详细描述	数值	/	个/2.5×10⁵PBMCs	补充	管立学,李海波,褚锦锦,等.外周血结核感染T细胞斑点试验对活动性结核的诊断价值[J].中华医院感染学杂志,2019,29(03):340-345.	A20190214ZYQ

序号	一级类别名称	一级类别名称序号	二级类别名称	二级类别名称序号	数据元序号	中文名称	英文名称	定义	变量类型	值域	单位	数据等级	来源	版本号
1706	实验室检验	5	结核感染T细胞检测	5.4	1706	结核分枝杆菌DNA	TB-DNA	受试者是否有做结核分枝杆菌DNA	字符	是/否	/	核心	曹雪涛,姚智,熊思东,等.医学免疫学.7版.北京:人民卫生出版社,2018.	A20190214MR
1707	实验室检验	5	结核感染T细胞检测	5.4	1707	结核菌痰涂片	tuberculosis sputum smears	受试者结核菌痰涂片的检测结果	字符	阳性/阴性	/	核心	曹雪涛,姚智,熊思东,等.医学免疫学.7版.北京:人民卫生出版社,2018.	A20190214MR
1708	实验室检验	5	结核感染T细胞检测	5.4	1708	结核分枝杆菌及利福平耐药快速检测	mycobacterium tuberculosis and rifampin drug resistance（Xpert MTB/RIF assay）	快速检测结核分枝杆菌及其利福平耐药性,用于对结核疾病的快速诊断	字符	阳性/阴性	/	核心	曹雪涛,姚智,熊思东,等.医学免疫学.7版.北京:人民卫生出版社,2018.	A20190214MR
1709	实验室检验	5	TH1/TH2细胞因子检测	5.5	1709	TH1/TH2细胞因子检测	TH1/TH2 cytokine	受试者是否有做TH1/TH2细胞因子检测	字符	是/否	/	补充	曹雪涛,姚智,熊思东,等.医学免疫学.7版.北京:人民卫生出版社,2018.	A20190214ZYQ
1710	实验室检验	5	TH1/TH2细胞因子检测	5.5	1710	白介素-2（IL-2）	interleukin-2（IL-2）	由白细胞产生又在白细胞间发挥调节作用,按照发现顺序给予IL序号。受检者细胞因子检测中IL-2含量的检测结果值	数值	0~1 000	pg/ml	补充	曹雪涛,姚智,熊思东,等.医学免疫学.7版.北京:人民卫生出版社,2018.	A20190214ZYQ

序号	一级类别名称	一级类别名称序号	二级类别名称	二级类别名称序号	数据元序号	中文名称	英文名称	定义	变量类型	值域	单位	数据等级	来源	版本号
1711	实验室检验	5	TH1/TH2细胞因子检测	5.5	1711	白介素-4	interleukin-4（IL-4）	由白细胞产生又在白细胞间发挥调节作用,按照发现顺序给予IL序号。受检者细胞因子检测中IL-4含量的检测结果值	数值	0~1 000	pg/ml	补充	曹雪涛,姚智,熊思东,等.医学免疫学.7版.北京:人民卫生出版社,2018.	A20190214ZYQ
1712	实验室检验	5	TH1/TH2细胞因子检测	5.5	1712	白介素-10	interleukin-10（IL-10）	由白细胞产生又在白细胞间发挥调节作用,按照发现顺序给予IL序号。受检者细胞因子检测中IL-10含量的检测结果值	数值	0~1 000	pg/ml	补充	曹雪涛,姚智,熊思东,等.医学免疫学.7版.北京:人民卫生出版社,2018.	A20190214ZYQ
1713	实验室检验	5	TH1/TH7细胞因子检测	5.6	1713	γ干扰素	interferon-γ（IFN-γ）	干扰素因具有干扰病毒复制的功能而得名,Ⅱ型干扰素即γ干扰素,主要由活化T细胞和NK细胞产生。受试者细胞因子检测中γ干扰素含量的检测结果值	数值	0~1 000	pg/ml	补充	曹雪涛,姚智,熊思东,等.医学免疫学.7版.北京:人民卫生出版社,2018.	A20190214ZYQ
1714	实验室检验	5	肝功能	5.7	1714	肌酶谱	muscle enzymes	受试者是否有做肌酶谱检测	字符	是/否	/	补充	姚文兵.生物化学.8版.北京:人民卫生出版社,2016.	A20190214ZYQ

序号	一级类别名称	一级类别名称序号	二级类别名称	二级类别名称序号	数据元序号	中文名称	英文名称	定义	变量类型	值域	单位	数据等级	来源	版本号
1715	实验室检验	5	血生化	5.8	1715	乳酸脱氢酶	lactate dehydrogenase（LDH）	受检者血液生化检查中乳酸脱氢酶含量的检测结果值	数值	/	U/L	补充	周春燕,药立波.生物化学与分子生物学.9版.北京:人民卫生出版社,2018.	A20190214ZYQ
1716	实验室检验	5	血生化	5.8	1716	肌酸激酶	creatine kinase（CK）	受检者血液生化检查中肌酸激酶含量的检测结果值	数值	/	U/L	补充	周春燕,药立波.生物化学与分子生物学.9版.北京:人民卫生出版社,2018.	A20190214ZYQ
1717	实验室检验	5	血生化	5.8	1717	肌酸激酶同工酶	creatine kinase isoenzymes（CKMB）	受检者血液生化检查中肌酸激酶同工酶含量的检测结果值	数值	/	U/L	补充	周春燕,药立波.生物化学与分子生物学.9版.北京:人民卫生出版社,2018.	A20190214ZYQ
1718	实验室检验	5	血生化	5.8	1718	心肌肌钙蛋白I	cardiac troponin I（CTNI）	受检者血液生化检查中心肌肌钙蛋白含量的检测结果值	数值	/	μg/L	补充	周春燕,药立波.生物化学与分子生物学.9版.北京:人民卫生出版社,2018.	A20190214ZYQ
1719	实验室检验	5	血生化	5.8	1719	肌红蛋白	myoglobin（Mb）	受检者血液生化检查中肌红蛋白含量的检测结果值	数值	/	μg/L	补充	周春燕,药立波.生物化学与分子生物学.9版.北京:人民卫生出版社,2018.	A20190214ZYQ
1720	其他临床辅助检查	6	胸腔穿刺	6.1	1720	胸腔穿刺抽液/置管引流	fiberoptic bronchoscopy	用穿刺针由肋间刺入胸腔抽吸胸腔内液体或气体的一种诊断、治疗方法。受试者是否做过胸腔穿刺抽液/置管引流	字符	是/否	/	核心	钟南山,刘又宁.呼吸病学.2版.北京:人民卫生出版社,2012.	A20190214ZYQ

序号	一级类别名称	一级类别名称序号	二级类别名称	二级类别名称序号	数据元序号	中文名称	英文名称	定义	变量类型	值域	单位	数据等级	来源	版本号
1721	其他临床辅助检查	6	胸腔穿刺	6.1	1721	胸腔穿刺抽液/置管引流方式	operating type of fiberoptic bronchoscopy	受试者进行胸腔穿刺抽液/置管引流的方式	字符	BALF/EBUS/TBLB/其他	/	核心	钟南山,刘又宁.呼吸病学.2版.北京:人民卫生出版社,2012.	A20190214ZYQ
1722	医学诊断	7	病毒性肺炎的诊断	7.1	1722	社区获得性肺炎(病毒引起)	community-acquired pneumonia(CAP)(caused by virus)	指在医院外罹患的感染性肺实质(含肺泡壁,即广义上的肺间质)炎症。受试者是否罹患由病毒引起的社区获得性肺炎	字符	是/否	/	核心	中华医学会呼吸病学分会.中国成人社区获得性肺炎诊断和治疗指南(2016年版).中华结核和呼吸杂志,2016,39(4):253-279.	A20200309ZZ
1723	医学诊断	7	病毒性肺炎的诊断	7.1	1723	医院获得性肺炎(病毒引起)	hospital-acquired pneumonia(HAP)(caused by virus)	患者入院时不存在、也不处于感染潜伏期,而于入院48小时后在医院(包括老年护理院、康复院)内发生的肺炎。受试者是否罹患病毒引起的医院获得性肺炎	字符	是/否	/	核心	中华医学会呼吸病学分会.医院获得性肺炎诊断和治疗指南(草案).中华结核和呼吸杂志,1999,22(4):201-203.	A20200309ZZ
1724	医学诊断	7	病毒性肺炎的诊断	7.1	1724	病毒性肺炎	viral pneumonia	由上呼吸道病毒感染向下蔓延所致的肺部炎症	字符	是/否	/	核心	葛均波,徐永健,王辰.内科学.9版.北京:人民卫生出版社,2018.	A20190214ZYQ

序号	一级类别名称	一级类别名称序号	二级类别名称	二级类别名称序号	数据元序号	中文名称	英文名称	定义	变量类型	值域	单位	数据等级	来源	版本号
1725	医学诊断	7	病毒性肺炎的诊断	7.1	1725	流感病毒肺炎	influenza virus pneumonia	由流感病毒引起的肺炎	字符	是／否	／	核心	葛均波，徐永健，王辰．内科学．9版．北京：人民卫生出版社，2018.	A20190214ZYQ
1726	医学诊断	7	病毒性肺炎的诊断	7.1	1726	腺病毒肺炎	adenovirus pneumonia	由腺病毒引起的肺炎	字符	是／否	／	核心	葛均波，徐永健，王辰．内科学．9版．北京：人民卫生出版社，2018.	A20190214ZYQ
1727	医学诊断	7	病毒性肺炎的诊断	7.1	1727	副流感病毒肺炎	parainfluenza virus pneumonia	由副流感病毒引起的肺炎	字符	是／否	／	核心	葛均波，徐永健，王辰．内科学．9版．北京：人民卫生出版社，2018.	A20190214ZYQ
1728	医学诊断	7	病毒性肺炎的诊断	7.1	1728	呼吸道合胞病毒肺炎	respiratory syncytial virus pneumonia	由呼吸道合胞病毒引起的肺炎	字符	是／否	／	核心	葛均波，徐永健，王辰．内科学．9版．北京：人民卫生出版社，2018.	A20190214ZYQ
1729	医学诊断	7	病毒性肺炎的诊断	7.1	1729	人偏肺病毒肺炎	human metapneumovirus pneumonia	由人偏肺病毒引起的肺炎	字符	是／否	／	核心	葛均波，徐永健，王辰．内科学．9版．北京：人民卫生出版社，2018.	A20190214ZYQ
1730	医学诊断	7	病毒性肺炎的诊断	7.1	1730	人博卡病毒肺炎	human Bocavirus pneumonia	由人博卡病毒引起的肺炎	字符	是／否	／	核心	葛均波，徐永健，王辰．内科学．9版．北京：人民卫生出版社，2018.	A20190214ZYQ

序号	一级类别名称	一级类别名称序号	二级类别名称	二级类别名称序号	数据元序号	中文名称	英文名称	定义	变量类型	值域	单位	数据等级	来源	版本号
1731	医学诊断	7	新型冠状病毒肺炎的诊断	7.2	1731	新型冠状病毒感染	COVID–19 infection, novel coronavirus infection, SARS–CoV–2 infection	适用于确诊感染住院患者（不包括新型冠状病毒肺炎），为主诊代码	字符	是／否	／	核心	中华人民共和国国家卫生健康委员会．关于印发新型冠状病毒感染相关ICD代码的通知（国卫医函〔2020〕58号）．2020.	A20200305ZZ
1732	医学诊断	7	新型冠状病毒肺炎的诊断	7.2	1732	新型冠状病毒肺炎	COVID–19	适用于确诊新型冠状病毒肺炎住院患者，为主诊代码	字符	是／否	／	核心	中华人民共和国国家卫生健康委员会．关于印发新型冠状病毒感染相关ICD代码的通知（国卫医函〔2020〕58号）．2020.	A20200305ZZ
1733	医学诊断	7	新型冠状病毒肺炎的诊断	7.2	1733	新型冠状病毒肺炎临床诊断病例	clinically diagnosed COVID–19 case	适用于新型冠状病毒肺炎临床诊断病例住院患者	字符	是／否	／	核心	中华人民共和国国家卫生健康委员会．关于印发新型冠状病毒感染相关ICD代码的通知（国卫医函〔2020〕58号）．2020.	A20200305ZZ
1734	医学诊断	7	新型冠状病毒肺炎的诊断	7.2	1734	新型冠状病毒肺炎疑似病例	suspected COVID–19 case	适用于新型冠状病毒肺炎疑似病例住院患者，不可作主诊，在其他诊断标注使用	字符	是／否	／	核心	中华人民共和国国家卫生健康委员会．关于印发新型冠状病毒感染相关ICD代码的通知（国卫医函〔2020〕58号）．2020.	A20200305ZZ

序号	一级类别名称	一级类别名称序号	二级类别名称	二级类别名称序号	数据元序号	中文名称	英文名称	定义	变量类型	值域	单位	数据等级	来源	版本号
1735	医学诊断	7	新型冠状病毒肺炎的诊断	7.2	1735	新型冠状病毒肺炎临床分型	clinical classification of COVID-19	新型冠状病毒肺炎患者的临床分型	字符	轻型／普通型／重型／危重型	／	核心	中华人民共和国国家卫生健康委员会．关于印发新型冠状病毒感染相关ICD代码的通知（国卫医函〔2020〕58号）．2020.	A20200305ZZ
1736	药物治疗	8	抗病毒药物	8.1	1736	抗病毒药物治疗	drug for anti-influenza	具有杀灭或抑制病毒活性的药物，受试者是否使用抗病毒药物治疗	字符	是／否	／	核心	中华医学会呼吸病学分会．中国成人社区获得性肺炎诊断和治疗指南（2016年版）．中华结核和呼吸杂志,2016,39(4):253-279.	A20190214ZYQ
1737	药物治疗	8	抗病毒药物	8.1	1737	抗流感病毒药物	drug for anti-influenza	具有杀灭或抑制流感病毒活性的药物。受试者使用抗流感病毒药物的种类	字符	奥司他韦胶囊／帕拉米韦注射液／扎那米韦吸入粉剂／阿比多尔／其他	／	核心	中华医学会呼吸病学分会．中国成人社区获得性肺炎诊断和治疗指南（2016年版）．中华结核和呼吸杂志,2016,39(4):253-279.	A20190214ZYQ
1738	药物治疗	8	抗病毒药物	8.1	1738	抗巨细胞病毒药物	drug for anti-CMV	具有杀灭或抑制巨细胞病毒活性的药物。受试者使用抗巨细胞病毒药物种类	字符	更昔洛韦注射液／更昔洛韦分散片／膦甲酸钠注射液／西多福韦／其他	／	核心	中华医学会呼吸病学分会．中国成人社区获得性肺炎诊断和治疗指南（2016年版）．中华结核和呼吸杂志,2016,39(4):253-279.	A20190214ZYQ

序号	一级类别名称	一级类别名称序号	二级类别名称	二级类别名称序号	数据元序号	中文名称	英文名称	定义	变量类型	值域	单位	数据等级	来源	版本号
1739	药物治疗	8	抗病毒药物	8.1	1739	其他抗病毒药物	other antiviral drug	受试者使用其他抗病毒药物的种类	字符	α干扰素/利巴韦林注射液/阿昔洛韦/伐昔洛韦/其他	/	核心	中华医学会呼吸病学分会.中国成人社区获得性肺炎诊断和治疗指南（2016年版）.中华结核和呼吸杂志,2016,39（4）:253-279.	A20190214ZYQ
1740	药物治疗	8	抗病毒中成药/中药	8.2	1740	抗病毒中成药/中药	antiviral Chinese patent medicine/traditional Chinese medicine	受试者使用抗病毒中成药/中药的种类	字符	金花清感颗粒/连花清瘟胶囊/防风通圣丸/疏风解毒胶囊/抗病毒口服液/中药	/	核心	中华人民共和国国家卫生健康委员会.新型冠状病毒肺炎诊疗方案（试行第八版）.2021.	A20190214ZYQ
1741	药物治疗	8	抗菌药物	8.3	1741	抗菌药物治疗	antibiotics therapy	具有杀灭或抑制细菌活性的药物。受试者是否使用抗菌药物进行治疗	字符	是/否	/	核心	中华医学会呼吸病学分会.中国成人社区获得性肺炎诊断和治疗指南（2016年版）.中华结核和呼吸杂志,2016,39（4）:253-279.	A20190214ZYQ
1742	药物治疗	8	抗菌药物	8.3	1742	抗菌药物名称	name of antibiotics	受试者使用的抗菌药物的详细名称	字符	/	/	核心	中华医学会呼吸病学分会.中国成人社区获得性肺炎诊断和治疗指南（2016年版）.中华结核和呼吸杂志,2016,39（4）:253-279.	A20190214ZYQ

序号	一级类别名称	一级类别名称序号	二级类别名称	二级类别名称序号	数据元序号	中文名称	英文名称	定义	变量类型	值域	单位	数据等级	来源	版本号
1743	呼吸支持治疗	9	呼吸支持	9.1	1743	呼吸支持治疗	respiratory support	是否给予受试者吸氧、机械通气等呼吸支持	字符	是/否	/	补充	中华医学会呼吸病学分会.中国成人社区获得性肺炎诊断和治疗指南（2016年版）.中华结核和呼吸杂志,2016,39(4):253-279.	A20190214ZYQ
1744	呼吸支持治疗	9	呼吸支持	9.1	1744	呼吸支持方式	type of respiratory support	受试者使用呼吸支持的方式	字符	吸氧/高流量给氧/无创通气/有创通气/其他	/	补充	中华医学会呼吸病学分会.中国成人社区获得性肺炎诊断和治疗指南（2016年版）.中华结核和呼吸杂志,2016,39(4):253-279.	A20190214ZYQ
1745	呼吸支持治疗	9	呼吸支持	9.1	1745	呼吸支持起始日期	start date of respiratory support	受试者开始使用呼吸支持的日期	日期	YYYY-MM-DD	/	核心	中华医学会呼吸病学分会.中国成人社区获得性肺炎诊断和治疗指南（2016年版）.中华结核和呼吸杂志,2016,39(4):253-279.	A20190214ZYQ
1746	呼吸支持治疗	9	呼吸支持	9.1	1746	呼吸支持结束日期	end date of respiratory support	受试者结束使用呼吸支持的日期	日期	YYYY-MM-DD	/	核心	中华医学会呼吸病学分会.中国成人社区获得性肺炎诊断和治疗指南（2016年版）.中华结核和呼吸杂志,2016,39(4):253-279.	A20190214ZYQ

序号	一级类别名称	一级类别名称序号	二级类别名称	二级类别名称序号	数据元序号	中文名称	英文名称	定义	变量类型	值域	单位	数据等级	来源	版本号
1747	呼吸支持治疗	9	呼吸支持	9.1	1747	呼吸支持结束原因	reason for withdrawal of respiratory support	受试者结束使用呼吸支持的原因	字符	/	/	核心	中华医学会呼吸病学分会. 中国成人社区获得性肺炎诊断和治疗指南（2016年版）. 中华结核和呼吸杂志, 2016, 39（4）: 253–279.	A20190214ZYQ
1748	呼吸支持治疗	9	呼吸支持	9.1	1748	吸入气氧浓度	fractional concentration of inspired oxygen（FiO_2）	受试者进行呼吸支持时氧气的浓度	数值	21~100	%	核心	钟南山, 刘又宁. 呼吸病学. 2版. 北京: 人民卫生出版社, 2012.	A20190214ZYQ
1749	呼吸支持治疗	9	机械通气	9.2	1749	吸气相气道正压	inspiratory positive airway pressure（IPAP）	受试者进行机械通气时吸气末压力的值	数值	8~50	cmH_2O	核心	钟南山, 刘又宁. 呼吸病学. 2版. 北京: 人民卫生出版社, 2012.	A20190214ZYQ
1750	呼吸支持治疗	9	机械通气	9.2	1750	呼气相气道正压	expiratory positive airway pressure（EPAP）	受试者进行机械通气时呼气末压力的值	数值	4~15	cmH_2O	核心	钟南山, 刘又宁. 呼吸病学. 2版. 北京: 人民卫生出版社, 2012.	A20190214ZYQ

注: BALF, 支气管肺泡灌洗液; EBUS, 经支气管镜腔内超声; TBLB, 经支气管镜肺活检术; NGS, 高通量测序技术; PBMC, 外周血单个核细胞。

（二）肺部真菌病

　　包括健康史、疾病症状、健康危险因素、家庭情况、体格检查、实验室检验、其他临床辅助检查、医学诊断、药物治疗、其他干预措施、临床依从性，随访预后情况、护理措施相关的数据元。

序号	一级类别名称	一级类别名称序号	二级类别名称	二级类别名称序号	数据元序号	中文名称	英文名称	定义	变量类型	值域	单位	数据等级	来源	版本号
1751	健康史	1	既往真菌感染病史	1.1	1751	真菌感染病史	previous history of fungal infection	受试者既往是否有真菌感染病史	字符	是 / 否	/	核心	中华人民共和国卫生部.《卫生信息数据元目录》等35项强制性卫生行业标准（卫通〔2011〕13号）.第4部分：健康史（WS 363.4—2011）.	A20190217LZT
1752	健康史	1	既往真菌感染病史	1.1	1752	既往真菌感染病种类	type of previous fungal infection	受试者既往真菌感染病的种类	字符	/	/	核心	钟南山,刘又宁.呼吸病学.2版.北京：人民卫生出版社,2012.	A20190217LZT
1753	健康史	1	既往真菌感染病史	1.1	1753	既往真菌感染病部位	position of previous fungal infection	受试者既往真菌感染病的部位	字符	表浅 / 深部	/	核心	钟南山,刘又宁.呼吸病学.2版.北京：人民卫生出版社,2012.	A20190217LZT
1754	疾病症状	2	呼吸道症状	2.1	1754	疾病发生后呼吸困难规律	law of dyspnea after suffering from lung mycosis	肺部真菌疾病发生后受试者出现呼吸困难的规律性	字符	早上显著 / 晚上显著 / 随天气变化 / 无规律 / 其他	/	补充	钟南山,刘又宁.呼吸病学.2版.北京：人民卫生出版社,2012.	A20190217LZT

序号	一级类别名称	一级类别名称序号	二级类别名称	二级类别名称序号	数据元序号	中文名称	英文名称	定义	变量类型	值域	单位	数据等级	来源	版本号
1755	疾病症状	2	呼吸道症状	2.1	1755	呼吸困难程度	degree of dyspnea	呼吸困难评分量表记录的呼吸困难程度	数值	0分:无发作/1分(轻度,+):呼吸困难偶有发作,程度轻,不影响睡眠或活动/2分(中度,++):介于轻度和重度之间/3分(重度,+++):呼吸困难明显,不能平卧,影响睡眠及活动	分	核心	林果为,王吉耀,葛均波.实用内科学.15版.北京:人民卫生出版社,2017.	A20190217LZT
1756	疾病症状	2	呼吸道症状	2.1	1756	咳嗽	cough	是一种保护性生理反射,具有清除呼吸道分泌物和有害因子的作用。受试者是否有咳嗽	字符	是/否	/	核心	钟南山,刘又宁.呼吸病学.2版.北京:人民卫生出版社,2012.	A20190217LZT
1757	疾病症状	2	呼吸道症状	2.1	1757	咳痰	expectoration	通过咳嗽动作将呼吸道内病理性分泌物排出口腔外的病态现象。受试者是否有咳痰	字符	是/否	/	核心	钟南山,刘又宁.呼吸病学.2版.北京:人民卫生出版社,2012.	A20190217LZT
1758	疾病症状	2	呼吸道症状	2.1	1758	发热	fever	体温高出正常标准,或自有身热不适的感觉。受试者是否有发热	字符	是/否	/	核心	钟南山,刘又宁.呼吸病学.2版.北京:人民卫生出版社,2012.	A20190217LZT

序号	一级类别名称	一级类别名称序号	二级类别名称	二级类别名称序号	数据元序号	中文名称	英文名称	定义	变量类型	值域	单位	数据等级	来源	版本号
1759	疾病症状	2	呼吸道症状	2.1	1759	胸痛	chest pain	是指胸壁、胸腔和腹腔脏器的病变引起胸部的疼痛。受试者是否有胸痛	字符	是/否	/	核心	钟南山,刘又宁.呼吸病学.2版.北京:人民卫生出版社,2012.	A20190217LZT
1760	疾病症状	2	消化道症状	2.2	1760	腹痛	stomach pain	是指由于各种原因引起的腹腔内外脏器的病变,而表现为腹部的疼痛。受试者是否有腹痛	字符	是/否	/	核心	葛均波,徐永健,王辰.内科学.9版.北京:人民卫生出版社,2018.	A20190217LZT
1761	疾病症状	2	消化道症状	2.2	1761	腹痛时长	duration of stomach pain	受试者从开始出现腹痛到本次就诊的时长	数值	0~100	天/周	核心	葛均波,徐永健,王辰.内科学.9版.北京:人民卫生出版社,2018.	A20190217LZT
1762	疾病症状	2	消化道症状	2.2	1762	腹痛程度	degree of stomach pain	受试者腹痛程度	数值	视觉模拟评分法(VAS):0~2分为优/3~5分为良/6~8分为可/>8分为差	分	核心	万学红,卢雪峰.诊断学.9版.北京:人民卫生出版社,2018.	A20190217LZT
1763	疾病症状	2	消化道症状	2.2	1763	腹泻程度	degree of diarrhea	受试者腹泻程度	数值	0分:无发作/1分(轻):每天1~5次/2分(中):每天5~10次/3分(重):每天>10次	分	核心	万学红,卢雪峰.诊断学.9版.北京:人民卫生出版社,2018.	A20190217LZT
1764	疾病症状	2	骨关节症状	2.3	1764	骨或关节疼痛	pain in bones or joints	受试者是否出现骨或关节疼痛	字符	是/否	/	探索	葛均波,徐永健,王辰.内科学.9版.北京:人民卫生出版社,2018.	A20190217LZT

序号	一级类别名称	一级类别名称序号	二级类别名称	二级类别名称序号	数据元序号	中文名称	英文名称	定义	变量类型	值域	单位	数据等级	来源	版本号
1765	疾病症状	2	骨关节症状	2.3	1765	骨或关节疼痛时长	duration of pain in bones or joints	从骨或关节开始出现疼痛到本次就诊的时长	数值	0~100	年	探索	葛均波,徐永健,王辰. 内科学.9版.北京:人民卫生出版社,2018.	A20190217LZT
1766	疾病症状	2	骨关节症状	2.3	1766	骨或关节疼痛程度	degree of pain in bones or joints	受试者骨或关节疼痛的程度等级	数值	视觉模拟评分法(VAS):0~2分为优/3~5分为良/6~8分为可/>8分为差	分	探索	万学红,卢雪峰.诊断学. 9版.北京:人民卫生出版社,2018.	A20190217LZT
1767	疾病症状	2	神经系统症状	2.4	1767	头痛	headache	受试者是否出现头痛	字符	是/否	/	探索	钟南山,刘又宁.呼吸病学.2版.北京:人民卫生出版社,2012.	A20190218LZT
1768	疾病症状	2	神经系统症状	2.4	1768	抽搐	convulsion	受试者是否出现抽搐	字符	是/否	/	探索	钟南山,刘又宁.呼吸病学.2版.北京:人民卫生出版社,2012.	A20190219LZT
1769	疾病症状	2	神经系统症状	2.4	1769	意识障碍	disturbance of consciousness	受试者是否出现意识障碍	字符	是/否	/	探索	钟南山,刘又宁.呼吸病学.2版.北京:人民卫生出版社,2012.	A20190220LZT
1770	疾病症状	2	神经系统症状	2.4	1770	神经系统症状时长	duration of neurological symptoms	从开始出现神经系统症状到本次就诊的时长	数值	0~100	天/周	探索	钟南山,刘又宁.呼吸病学.2版.北京:人民卫生出版社,2012.	A20190217LZT

序号	一级类别名称	一级类别名称序号	二级类别名称	二级类别名称序号	数据元序号	中文名称	英文名称	定义	变量类型	值域	单位	数据等级	来源	版本号
1771	疾病症状	2	神经系统症状	2.4	1771	神经系统症状程度	degree of neurological symptoms	神经系统症状程度等级	数值	视觉模拟评分法（VAS）：0~2分为优/3~5分为良/6~8分为可/>8分为差	分	核心	JENSEN M P, CHEN C, BRUGGER A M. Interpretation of visual analog scale ratings and change scores: a reanalysis of two clinical trials of postoperative pain. J Pain, 2003, 4（7）: 407–414.	A20190217LZT
1772	健康危险因素	3	高危环境暴露	3.1	1772	发病前30天野外活动	outdoor activities 30 days before onset of pulmonary mycoses	受试者在肺部真菌病发病前30天内是否进行过野外活动	字符	是/否	/	探索	钟南山,刘又宁.呼吸病学.2版.北京:人民卫生出版社,2012.	A20190217LZT
1773	健康危险因素	3	高危环境暴露	3.1	1773	发病前鼠类接触	mice contact history before onset of pulmonary mycoses	受试者在肺部真菌病发病前是否接触过鼠类	字符	是/否	/	探索	钟南山,刘又宁.呼吸病学.2版.北京:人民卫生出版社,2012.	A20190217LZT
1774	健康危险因素	3	高危环境暴露	3.1	1774	发病前进食竹鼠	eating bamboo rat before onset of pulmonary mycoses	受试者在肺部真菌病发病前是否进食过竹鼠	字符	是/否	/	探索	钟南山,刘又宁.呼吸病学.2版.北京:人民卫生出版社,2012.	A20190217LZT
1775	家庭情况	4	家族史	4.1	1775	遗传突变基因	genetic mutant gene	受试者是否具有遗传性的特定基因突变	字符	是/否	/	探索	钟南山,刘又宁.呼吸病学.2版.北京:人民卫生出版社,2012.	A20190217LZT
1776	体格检查	5	其他体格检查	5.1	1776	脑膜刺激征	meningeal irritation sign	受试者是否出现脑膜刺激征	字符	是/否	/	探索	万学红,卢雪峰.诊断学.9版.北京:人民卫生出版社,2018.	A20190217LZT

序号	一级类别名称	一级类别名称序号	二级类别名称	二级类别名称序号	数据元序号	中文名称	英文名称	定义	变量类型	值域	单位	数据等级	来源	版本号
1777	体格检查	5	其他体格检查	5.1	1777	肝大	heptomegaly	受试者是否出现肝大症状	字符	是/否	/	探索	万学红,卢雪峰.诊断学.9版.北京:人民卫生出版社,2018.	A20190217LZT
1778	体格检查	5	其他体格检查	5.1	1778	脾大	splenomegaly	受试者是否出现脾大症状	字符	是/否	/	探索	万学红,卢雪峰.诊断学.9版.北京:人民卫生出版社,2018.	A20190217LZT
1779	体格检查	5	其他体格检查	5.1	1779	皮疹的种类	type of the rash	受试者皮疹的性质	字符	斑疹/丘疹/斑丘疹/凹脐疹	/	核心	张学军,郑捷.皮肤性病学.9版.北京:人民卫生出版社,2013.	A20190217LZT
1780	实验室检验	6	真菌血清学	6.1	1780	(1,3)-β-D-葡聚糖试验(G试验)	(1,3)-beta-glucan test(G test)	诊断侵袭性真菌感染的微生物学检查依据之一,G试验阳性提示可能为念珠菌或曲霉感染,一般在临床症状和影像学改变出现数天后表达阳性	数值	/	pg/ml	核心	钟南山,刘又宁.呼吸病学.2版.北京:人民卫生出版社,2012.	A20190217LZT
1781	实验室检验	6	真菌血清学	6.1	1781	半乳甘露聚糖抗原试验(GM试验)	galactomannan antigen test(GM test)	GM检测对诊断侵袭性曲霉感染有临床意义,可在临床症状和影像学尚未出现时即有数天表达阳性,对高危患者连续动态检测具有早期诊断价值	数值	/	μg/L	核心	钟南山,刘又宁.呼吸病学.2版.北京:人民卫生出版社,2012.	A20190217LZT

序号	一级类别名称	一级类别名称序号	二级类别名称	二级类别名称序号	数据元序号	中文名称	英文名称	定义	变量类型	值域	单位	数据等级	来源	版本号
1782	实验室检验	6	真菌血清学	6.1	1782	烟曲霉抗体 IgG	aspergillus fumigatus antibody IgG	受试者体内烟曲霉抗体 IgG 水平	数值	/	AU/ml	核心	曹雪涛,姚智,熊思东,等.医学免疫学.7版.北京:人民卫生出版社,2018.	A20190217LZT
1783	实验室检验	6	真菌血清学	6.1	1783	烟曲霉抗体 IgM	aspergillus fumigatus antibody IgM	受试者体内烟曲霉抗体 IgM 水平	数值	/	AU/ml	核心	曹雪涛,姚智,熊思东,等.医学免疫学.7版.北京:人民卫生出版社,2018.	A20190217LZT
1784	实验室检验	6	真菌血清学	6.1	1784	烟曲霉抗体 IgE	aspergillus fumigatus antibody IgE	受试者体内烟曲霉抗体 IgE 水平	数值	/	kU/L	核心	曹雪涛,姚智,熊思东,等.医学免疫学.7版.北京:人民卫生出版社,2018.	A20190217LZT
1785	实验室检验	6	BALF检测	6.2	1785	曲霉抗原检测(GM试验)	aspergillus antigen assay(GM test)	受试者曲霉抗原检测(GM试验)结果数值	数值	/	µg/L	核心	曹雪涛,姚智,熊思东,等.医学免疫学.7版.北京:人民卫生出版社,2018.	A20190217LZT
1786	实验室检验	6	T淋巴细胞亚群	6.3	1786	T淋巴细胞绝对计数	absolute count of T lymphocytes	受试者T淋巴细胞绝对计数的数值	数值	/	个/µl	探索	刘成玉,罗春丽.临床检验基础.5版.北京:人民卫生出版社,2012.	A20190217LZT
1787	实验室检验	6	T淋巴细胞亚群	6.3	1787	辅助/抑制性T淋巴细胞比例	percent of helper T lymphocyte/ suppressor T lymphocyte	受试者血液中辅助/抑制性T淋巴细胞数量的比例	数值	0~100	%	探索	刘成玉,罗春丽.临床检验基础.5版.北京:人民卫生出版社,2012.	A20190217LZT
1788	实验室检验	6	T淋巴细胞亚群	6.3	1788	抑制性T淋巴细胞绝对计数	absolute count of suppressor T lymphocytes	受试者抑制性T淋巴细胞绝对计数的数值	数值	/	个/µl	探索	刘成玉,罗春丽.临床检验基础.5版.北京:人民卫生出版社,2012.	A20190217LZT

序号	一级类别名称	一级类别名称序号	二级类别名称	二级类别名称序号	数据元序号	中文名称	英文名称	定义	变量类型	值域	单位	数据等级	来源	版本号
1789	实验室检验	6	T淋巴细胞亚群	6.3	1789	辅助性T淋巴细胞绝对计数	absolute count of helper T lymphocytes	受试者辅助性T淋巴细胞绝对计数的数值	数值	/	个/μl	探索	刘成玉,罗春丽.临床检验基础.5版.北京:人民卫生出版社,2012.	A20190217LZT
1790	实验室检验	6	T淋巴细胞亚群	6.3	1790	抑制性T淋巴细胞百分比	percent of suppressor T lymphocytes	受试者抑制性T淋巴细胞占T淋巴细胞的比例	数值	/	%	探索	刘成玉,罗春丽.临床检验基础.5版.北京:人民卫生出版社,2012.	A20190217LZT
1791	实验室检验	6	T淋巴细胞亚群	6.3	1791	辅助性T淋巴细胞百分比	percent of helper T lymphocytes	受试者辅助性T淋巴细胞占T淋巴细胞的比例	数值	/	%	探索	刘成玉,罗春丽.临床检验基础.5版.北京:人民卫生出版社,2012.	A20190217LZT
1792	实验室检验	6	免疫八项	6.4	1792	免疫球蛋白G（IgG）	immunoglobulin G（IgG）	具有γ重链的免疫球蛋白类别,为五类免疫球蛋白中血清含量最高者,也是再次抗体应答中所产生的主要抗体类别	数值	/	g/L	探索	全国科学技术名词审定委员会.免疫学名词.北京:科学出版社,2007.	A20190217LZT
1793	实验室检验	6	免疫八项	6.4	1793	免疫球蛋白A（IgA）	immunoglobulin A（IgA）	有α重链的免疫球蛋白类别,分为IgA1和IgA2两个亚类	数值	/	g/L	探索	全国科学技术名词审定委员会.免疫学名词.北京:科学出版社,2007.	A20190217LZT
1794	实验室检验	6	免疫八项	6.4	1794	免疫球蛋白M（IgM）	immunoglobulin M（IgM）	具有μ链的免疫球蛋白类别,分泌型IgM通常为五聚体,是免疫应答产生的早期抗体;膜型IgM组成B细胞受体	数值	/	g/L	探索	全国科学技术名词审定委员会.免疫学名词.北京:科学出版社,2007.	A20190217LZT

序号	一级类别名称	一级类别名称序号	二级类别名称	二级类别名称序号	数据元序号	中文名称	英文名称	定义	变量类型	值域	单位	数据等级	来源	版本号
1795	实验室检验	6	免疫八项	6.4	1795	CH50	CH50	即血清总补体活性,主要反映补体传统途径(C1~C9)活化的活性程度	数值	/	U/ml	探索	曹雪涛,姚智,熊思东,等.医学免疫学.7版.北京:人民卫生出版社,2018.	A20190217LZT
1796	实验室检验	6	免疫八项	6.4	1796	β₂-微球蛋白	beta 2-microglobulin	即MHC I类分子β链。其以非共价键与MHC I类分子重链结合	数值	/	mg/L	探索	曹雪涛,姚智,熊思东,等.医学免疫学.7版.北京:人民卫生出版社,2018.	A20190217LZT
1797	实验室检验	6	免疫八项	6.4	1797	铜蓝蛋白	ceruloplasmin	血清中的含铜蛋白质,结合6或7个铜离子,亮蓝色,具有亚铁氧化酶活性,在铜解毒和贮存及铁代谢中起重要作用,并可能参与清除氧自由基和超氧阴离子的过程	数值	/	g/L	探索	全国科学技术名词审定委员会.生物化学分子生物学名词.北京:科学出版社,2009.	A20190217LZT
1798	实验室检验	6	组织病理学	6.5	1798	肺组织病理	lung histopathology	肺组织病理报告的详细描述	字符	/	/	核心	王建枝,钱睿哲.病理生理学.9版.北京:人民卫生出版社,2018.	A20190217LZT
1799	实验室检验	6	组织病理学	6.5	1799	淋巴结组织病理	lymph node histopathology	淋巴结组织病理报告的详细描述	字符	/	/	核心	王建枝,钱睿哲.病理生理学.9版.北京:人民卫生出版社,2018.	A20190217LZT

序号	一级类别名称	一级类别名称序号	二级类别名称	二级类别名称序号	数据元序号	中文名称	英文名称	定义	变量类型	值域	单位	数据等级	来源	版本号
1800	实验室检验	6	组织病理学	6.5	1800	其他病变部位组织病理	histopathology of other lesions	其他病变部位组织病理报告的详细描述	字符	/	/	核心	王建枝,钱睿哲.病理生理学.9版.北京:人民卫生出版社,2018.	A20190217LZT
1801	其他临床辅助检查	7	腹部B超	7.1	1801	腹部B超	abdominal ultrasound	受试者是否做过腹部B超检查	字符	是/否	/	探索	白人驹,张雪林.医学影像诊断学.8版.北京:人民卫生出版社,2010.	A20190217LZT
1802	其他临床辅助检查	7	腹部B超	7.1	1802	腹部B超报告	abdominal ultrasound report	腹部B超报告结果的详细描述	字符	/	/	探索	白人驹,张雪林.医学影像诊断学.8版.北京:人民卫生出版社,2010.	A20190217LZT
1803	其他临床辅助检查	7	骨关节X线	7.2	1803	骨关节X线报告	X-ray report of bone joint	骨关节X线报告结论的详细描述	字符	/	/	探索	白人驹,张雪林.医学影像诊断学.8版.北京:人民卫生出版社,2010.	A20190217LZT
1804	其他临床辅助检查	7	头颅MR	7.3	1804	头颅磁共振报告	head magnetic resonance（MR）report	头颅磁共振报告结论的详细描述	字符	/	/	探索	白人驹,张雪林.医学影像诊断学.8版.北京:人民卫生出版社,2010.	A20190217LZT
1805	医学诊断	8	肺部真菌病的诊断	8.1	1805	社区获得性肺炎(肺部真菌病引起)	community-acquired pneumonia（CAP）（caused by pulmonary mycoses）	指在医院外罹患的感染性肺实质（含肺泡壁,即广义上的肺间质）炎症	字符	是/否	/	核心	中华医学会呼吸病学分会.中国成人社区获得性肺炎诊断和治疗指南（2016年版）.中华结核和呼吸杂志,2016,39（4）:253-279.	A20200309ZZ

序号	一级类别名称	一级类别名称序号	二级类别名称	二级类别名称序号	数据元序号	中文名称	英文名称	定义	变量类型	值域	单位	数据等级	来源	版本号
1806	医学诊断	8	肺部真菌病的诊断	8.1	1806	医院获得性肺炎(肺部真菌病引起)	hospital-acquired pneumonia (HAP) (caused by pulmonary mycoses)	患者入院时不存在、也不处于感染潜伏期,而于入院48小时后在医院(包括老年护理院、康复院)内发生的肺炎。受试者是否罹患由肺部真菌病引起的医院获得性肺炎	字符	是/否	/	核心	中华医学会呼吸病学分会.医院获得性肺炎诊断和治疗指南(草案).中华结核和呼吸杂志,1999,22(4):201-203.	A20200309ZZ
1807	医学诊断	8	肺部真菌病的诊断	8.1	1807	肺念珠菌病	pulmonary candidiasis	是一种由念珠菌属引起的肺部感染性疾病	字符	是/否	/	核心	钟南山,刘又宁.呼吸病学.2版.北京:人民卫生出版社,2012.	A20190217LZT
1808	医学诊断	8	肺部真菌病的诊断	8.1	1808	急性侵袭性肺曲霉病	acute invasive pulmonary aspergillosis (AIPA)	是由曲霉属真菌引起的一系列感染性或非感染性肺部疾病;侵袭性含有曲霉在组织中快速生长、繁殖,导致组织破坏和炎症反应,并有向其他脏器播散的倾向之意	字符	是/否	/	核心	钟南山,刘又宁.呼吸病学.2版.北京:人民卫生出版社,2012.	A20190217LZT
1809	医学诊断	8	肺部真菌病的诊断	8.1	1809	慢性坏死性肺曲霉病	chronic necrotizing pulmonary aspergillosis (CNPA)	慢性坏死性肺曲霉病是侵袭性肺曲霉感染的一种表现亚型	字符	是/否		核心	钟南山,刘又宁.呼吸病学.2版.北京:人民卫生出版社,2012.	A20190217LZT

序号	一级类别名称	一级类别名称序号	二级类别名称	二级类别名称序号	数据元序号	中文名称	英文名称	定义	变量类型	值域	单位	数据等级	来源	版本号
1810	医学诊断	8	肺部真菌病的诊断	8.1	1810	气道侵袭性肺曲霉病	invasive pulmonary aspergillosis of the airway	气道侵袭性肺曲霉病是侵袭性肺曲霉感染的一种表现亚型	字符	是／否	/	核心	钟南山,刘又宁.呼吸病学.2版.北京:人民卫生出版社,2012.	A20190217LZT
1811	医学诊断	8	肺部真菌病的诊断	8.1	1811	肺孢子菌病	pneumocystis pneumonia（PCP）	是由伊氏肺孢子菌引起的呼吸系统真菌感染性疾病,主要发生于免疫功能低下或免疫缺陷的人群	字符	是／否	/	核心	钟南山,刘又宁.呼吸病学.2版.北京:人民卫生出版社,2012.	A20190217LZT
1812	医学诊断	8	肺部真菌病的诊断	8.1	1812	肺马尔尼菲青霉病	pulmonary Penicilliosis marneffei	是由致病菌肺马尔尼菲青霉引起的一种肺部真菌病	字符	是／否	/	核心	钟南山,刘又宁.呼吸病学.2版.北京:人民卫生出版社,2012.	A20190217LZT
1813	医学诊断	8	肺部真菌病的诊断	8.1	1813	组织胞浆菌病	histoplasmosis	一种具传染性的深部真菌病,病原菌为荚膜组织胞浆菌	字符	是／否	/	核心	钟南山,刘又宁.呼吸病学.2版.北京:人民卫生出版社,2012.	A20190217LZT
1814	医学诊断	8	肺部真菌病的诊断	8.1	1814	肺隐球菌病	pulmonary cryptococcosis	是由隐球菌感染引起的一种亚急性或慢性肺部真菌病,最常感染脑、肺、骨或皮肤	字符	是／否	/	核心	钟南山,刘又宁.呼吸病学.2版.北京:人民卫生出版社,2012.	A20190218LZT

序号	一级类别名称	一级类别名称序号	二级类别名称	二级类别名称序号	数据元序号	中文名称	英文名称	定义	变量类型	值域	单位	数据等级	来源	版本号
1815	医学诊断	8	肺部真菌病的诊断	8.1	1815	肺毛霉病	pulmonary mucormycosis	是一种罕见的由接合菌亚门中毛霉科真菌引起的炎症性疾病,是一种发病急、进展快、死亡率极高（50%以上）的真菌感染	字符	是/否	/	核心	钟南山,刘又宁.呼吸病学.2版.北京:人民卫生出版社,2012.	A20190219LZT
1816	医学诊断	8	基础疾病	8.2	1816	患有基础疾病	underlying diseases	主要指三大类疾病,一是有基础代谢障碍,二是免疫功能低下,三是有重大的慢性消耗性疾病。受试者是否有基础疾病	字符	是/否	/	核心	钟南山,刘又宁.呼吸病学.2版.北京:人民卫生出版社,2012.	A20190217LZT
1817	医学诊断	8	基础疾病	8.2	1817	基础疾病种类	type of underlying disease	基础疾病的种类	字符	/	/	核心	钟南山,刘又宁.呼吸病学.2版.北京:人民卫生出版社,2012.	A20190217LZT
1818	医学诊断	8	基础疾病	8.2	1818	人类免疫缺陷病毒抗体	human immunodeficiency virus（HIV）antibody	人类免疫缺陷病毒进入人体后,人体自身免疫系统产生的抗体	字符	阴性/阳性	/	探索	曹雪涛,姚智,熊思东,司传平,于益芝.医学免疫学.7版.北京:人民卫生出版社,2018.	A20190217LZT
1819	医学诊断	8	基础疾病	8.2	1819	抗γ干扰素自身抗体	anti-interferon-γ autoantibody	在干扰素治疗期间,患者外周血中可出现特异性的抗γ干扰素抗体,而且这些抗体可能是影响γ干扰素治疗反应的因素之一	字符	阴性/阳性	/	探索	曹雪涛,姚智,熊思东,等.医学免疫学.7版.北京:人民卫生出版社,2018.	A20190217LZT

序号	一级类别名称	一级类别名称序号	二级类别名称	二级类别名称序号	数据元序号	中文名称	英文名称	定义	变量类型	值域	单位	数据等级	来源	版本号
1820	医学诊断	8	基础疾病	8.2	1820	特发性CD4⁺T细胞缺乏	idiopathic CD4⁺T lymphocytes deficiency	不明原因的 CD4⁺T 细胞缺乏	字符	是/否	/	探索	曹雪涛,姚智,熊思东,等.医学免疫学.7版.北京:人民卫生出版社,2018.	A20190217LZT
1821	医学诊断	8	基础疾病	8.2	1821	获得性免疫缺陷综合症	acquired immune deficiency syndrome(AIDS)	由人类免疫缺陷病毒(HIV)感染所致的以机体免疫功能受损为主要特征的一种传染病	字符	是/否	/	探索	钟南山,刘又宁.呼吸病学.2版.北京:人民卫生出版社,2012.	A20190218LZT
1822	医学诊断	8	基础疾病	8.2	1822	血液病	blood disease	原发于造血系统的疾病或影响造血系统伴发血液异常改变的疾病	字符	是/否	/	探索	钟南山,刘又宁.呼吸病学.2版.北京:人民卫生出版社,2012.	A20190219LZT
1823	医学诊断	8	基础疾病	8.2	1823	器官移植	organ transplantation	移植是指将一个个体的器官用手术或其他方法,导入自体或另一个个体的某一部分,以替代原已丧失功能的器官	字符	是/否	/	探索	钟南山,刘又宁.呼吸病学.2版.北京:人民卫生出版社,2012.	A20190220LZT
1824	医学诊断	8	基础疾病	8.2	1824	恶性肿瘤	malignant tumor	在致癌因素的作用下机体细胞异常增殖形成新生物的一类疾病	字符	是/否	/	探索	钟南山,刘又宁.呼吸病学.2版.北京:人民卫生出版社,2012.	A20190221LZT

序号	一级类别名称	一级类别名称序号	二级类别名称	二级类别名称序号	数据元序号	中文名称	英文名称	定义	变量类型	值域	单位	数据等级	来源	版本号
1825	医学诊断	8	基础疾病	8.2	1825	自身免疫性疾病	autoimmune disease	在某些遗传因素和环境因素等内因和外因诱发下，自身免疫耐受状态被打破或自身免疫性细胞调节异常，免疫系统对自身抗原产生持续迁延的免疫应答	字符	是 / 否	/	探索	曹雪涛,姚智,熊思东,等.医学免疫学.7版.北京:人民卫生出版社,2018.	A20190217LZT
1826	药物治疗	9	免疫抑制剂治疗	9.1	1826	使用免疫抑制剂治疗	immunosuppressive therapy	免疫抑制剂能抑制机体的免疫功能，常用于防止移植排斥反应的发生和自身免疫病的治疗。受试者是否进行免疫抑制剂治疗	字符	是 / 否	/	核心	曹雪涛,姚智,熊思东,等.医学免疫学.7版.北京:人民卫生出版社,2018.	A20190217LZT
1827	药物治疗	9	免疫抑制剂治疗	9.1	1827	免疫抑制剂种类	type of immunosuppressive agents	受试者使用免疫抑制剂的种类	字符	/	/	补充	曹雪涛,姚智,熊思东,等.医学免疫学.7版.北京:人民卫生出版社,2018.	A20190217LZT
1828	药物治疗	9	抗真菌药物治疗	9.2	1828	抗真菌药物	antifungal agents	受试者是否使用抗真菌药物	字符	是 / 否	/	核心	杨宝峰,陈建国.药理学.9版.北京:人民卫生出版社,2018.	A20190217LZT
1829	药物治疗	9	抗真菌药物治疗	9.2	1829	抗真菌药物的使用方式	use method of antifungal agents	受试者使用抗真菌药物的方式	字符	静脉注射/肌内注射/口服/吸入/局部	/	核心	钟南山,刘又宁.呼吸病学.2版.北京:人民卫生出版社,2012.	A20190217LZT

序号	一级类别名称	一级类别名称序号	二级类别名称	二级类别名称序号	数据元序号	中文名称	英文名称	定义	变量类型	值域	单位	数据等级	来源	版本号
1830	药物治疗	9	抗真菌药物治疗	9.2	1830	抗真菌药物首剂量	initial dose of antifungal agents	连续用药时第一次所给予的剂量	数值	>0	[mg(ml)/d]/(mg/kg/次)/(mg/次)	核心	杨宝峰,陈建国.药理学.9版.北京:人民卫生出版社,2018.	A20190217LZT
1831	药物治疗	9	抗真菌药物治疗	9.2	1831	抗真菌药物开始日期	start date of antifungal agents	受试者使用抗真菌药物开始日期	日期	YYYY–MM–DD	/	核心	钟南山,刘又宁.呼吸病学.2版.北京:人民卫生出版社,2012.	A20190217LZT
1832	药物治疗	9	抗真菌药物治疗	9.2	1832	抗真菌药物结束日期	end date of antifungal agents	受试者使用抗真菌药物结束日期	日期	YYYY–MM–DD	/	核心	钟南山,刘又宁.呼吸病学.2版.北京:人民卫生出版社,2012.	A20190217LZT
1833	药物治疗	9	抗真菌药物治疗	9.2	1833	抗真菌药物治疗终止原因	reason for withdrawal antifungal agents	受试者终止治疗的原因	字符	痊愈或显著好转/无效/死亡/其他	/	核心	钟南山,刘又宁.呼吸病学.2版.北京:人民卫生出版社,2012.	A20190217LZT
1834	药物治疗	9	抗真菌药物治疗	9.2	1834	抗真菌药物不良反应	adverse reactions of antifungal agents	与抗真菌药物相关的不良反应	字符	肝功能损害/肾功能损害/输液相关的不良反应/其他	/	核心	钟南山,刘又宁.呼吸病学.2版.北京:人民卫生出版社,2012.	A20190217LZT
1835	药物治疗	9	胃酸抑制剂治疗	9.3	1835	胃酸抑制剂	gastric acid inhibitor	受试者是否使用胃酸抑制剂治疗	字符	是/否	/	核心	钟南山,刘又宁.呼吸病学.2版.北京:人民卫生出版社,2012.	A20190217LZT
1836	药物治疗	9	胃酸抑制剂治疗	9.3	1836	胃酸抑制剂种类	type of gastric acid inhibitors	受试者使用胃酸抑制剂的种类	字符	/	/	补充	钟南山,刘又宁.呼吸病学.2版.北京:人民卫生出版社,2012.	A20190217LZT
1837	药物治疗	9	胃酸抑制剂治疗	9.3	1837	胃酸抑制剂开始日期	start date of gastric acid inhibitor	受试者使用胃酸抑制剂开始日期	日期	YYYY–MM–DD	/	补充	钟南山,刘又宁.呼吸病学.2版.北京:人民卫生出版社,2012.	A20190217LZT

序号	一级类别名称	一级类别名称序号	二级类别名称	二级类别名称序号	数据元序号	中文名称	英文名称	定义	变量类型	值域	单位	数据等级	来源	版本号
1838	药物治疗	9	胃酸抑制剂治疗	9.3	1838	胃酸抑制剂停止日期	end date of gastric acid inhibitor	受试者停止使用胃酸抑制剂的日期	日期	YYYY–MM–DD	/	补充	钟南山,刘又宁.呼吸病学.2版.北京:人民卫生出版社,2012.	A20190217LZT
1839	药物治疗	9	广谱抗生素治疗	9.4	1839	广谱抗生素	broad–spectrum antibiotic	受试者是否使用广谱抗生素	字符	是/否	/	核心	杨宝峰,陈建国.药理学.9版.北京:人民卫生出版社,2018.	A20190217LZT
1840	药物治疗	9	广谱抗生素治疗	9.4	1840	广谱抗生素种类	type of broad–spectrum antibiotics	受试者使用广谱抗生素的种类	字符	/	/	补充	杨宝峰,陈建国.药理学.9版.北京:人民卫生出版社,2018.	A20190217LZT
1841	药物治疗	9	广谱抗生素治疗	9.4	1841	广谱抗生素开始日期	start date of broad–spectrum antibiotic	广谱抗生素开始使用日期	日期	YYYY–MM–DD	/	补充	钟南山,刘又宁.呼吸病学.2版.北京:人民卫生出版社,2012.	A20190217LZT
1842	药物治疗	9	广谱抗生素治疗	9.4	1842	广谱抗生素停止日期	end date of broad–spectrum antibiotic	广谱抗生素停止使用日期	日期	YYYY–MM–DD	/	补充	钟南山,刘又宁.呼吸病学.2版.北京:人民卫生出版社,2012.	A20190217LZT
1843	其他干预措施	10	机械通气	10.1	1843	机械通气	mechanical ventilation	以机械装置代替或辅助呼吸肌的工作,此过程称为机械通气。受试者是否实施机械通气	字符	是/否	/	核心	钟南山,刘又宁.呼吸病学.2版.北京:人民卫生出版社,2012.	A20190217LZT
1844	其他干预措施	10	机械通气	10.1	1844	机械通气开始日期	start date of mechanical ventilation	机械通气开始的日期	日期	YYYY–MM–DD	/	补充	钟南山,刘又宁.呼吸病学.2版.北京:人民卫生出版社,2012.	A20190217LZT

序号	一级类别名称	一级类别名称序号	二级类别名称	二级类别名称序号	数据元序号	中文名称	英文名称	定义	变量类型	值域	单位	数据等级	来源	版本号
1845	其他干预措施	10	机械通气	10.1	1845	机械通气停止日期	end date of mechanical ventilation	机械通气停止的日期	日期	YYYY–MM–DD	/	补充	钟南山,刘又宁.呼吸病学.2版.北京:人民卫生出版社,2012.	A20190217LZT
1846	其他干预措施	10	手术治疗	10.2	1846	移植器官名称	name of transplanted organ	移植器官具体名称的详细描述	字符	/	/	核心	林果为,王吉耀,葛均波.实用内科学.15版.北京:人民卫生出版社,2017.	A20190217LZT
1847	其他干预措施	10	手术治疗	10.2	1847	器官移植排斥反应	organ transplant rejection	本质是一种免疫应答反应,主要由针对移植抗原的T细胞介导	字符	是/否	/	核心	林果为,王吉耀,葛均波.实用内科学.15版.北京:人民卫生出版社,2017.	A20190217LZT
1848	临床依从性	11	治疗依从性	11.1	1848	定期复查真菌感染指标频率	frequency of regular follow-up of fungal infection index	受试者每隔多少个月复查1次肺真菌感染指标	数值	/	月	探索	曹雪涛,姚智,熊思东,等.医学免疫学.7版.北京:人民卫生出版社,2018.	A20190217LZT
1849	随访预后情况	12	随访预后信息	12.1	1849	每月因肺部真菌病门诊次数	outpatient visits due to pulmonary mycoses per month	每月因肺部真菌病引起的门诊次数	数值	/	次	探索	中华人民共和国卫生部.《卫生信息数据元目录》等35项强制性卫生行业标准(国卫通〔2011〕13号).第10部分:医学诊断(WS 363.10—2011).	A20190217LZT
1850	护理措施	13	留置导管使用	13.1	1850	留置导管使用	use of indwelling catheters	受试者是否使用留置导管	字符	是/否	/	核心	钟南山,刘又宁.呼吸病学.2版.北京:人民卫生出版社,2012.	A20190217LZT

序号	一级类别名称	一级类别名称序号	二级类别名称	二级类别名称序号	数据元序号	中文名称	英文名称	定义	变量类型	值域	单位	数据等级	来源	版本号
1851	护理措施	13	留置导管使用	13.1	1851	留置导管种类	type of indwelling catheters	受试者使用留置导管的类型	字符	/	/	补充	钟南山,刘又宁.呼吸病学.2版.北京:人民卫生出版社,2012.	A20190217LZT
1852	护理措施	13	留置导管使用	13.1	1852	留置导管开始日期	start date of indwelling catheters	受试者开始使用留置导管的日期	日期	YYYY-MM-DD	/	补充	钟南山,刘又宁.呼吸病学.2版.北京:人民卫生出版社,2012.	A20190217LZT
1853	护理措施	13	留置导管使用	13.1	1853	留置导管停止日期	end date of indwelling catheters	受试者停止使用留置导管的日期	日期	YYYY-MM-DD	/	补充	钟南山,刘又宁.呼吸病学.2版.北京:人民卫生出版社,2012.	A20190217LZT
1854	护理措施	13	胃肠外营养	13.2	1854	胃肠外营养	parenteral nutrition	肠外营养是指通过静脉给予患者所需全部或部分营养素。受试者是否使用肠胃外营养	字符	是/否	/	核心	钟南山,刘又宁.呼吸病学.2版.北京:人民卫生出版社,2012.	A20190217LZT
1855	护理措施	13	胃肠外营养	13.2	1855	胃肠外营养开始日期	start date of parenteral nutrition	胃肠外营养的开始日期	日期	YYYY-MM-DD	/	补充	钟南山,刘又宁.呼吸病学.2版.北京:人民卫生出版社,2012.	A20190217LZT
1856	护理措施	13	胃肠外营养	13.2	1856	胃肠外营养结束日期	end date of parenteral nutrition	胃肠外营养的结束日期	日期	YYYY-MM-DD	/	补充	钟南山,刘又宁.呼吸病学.2版.北京:人民卫生出版社,2012.	A20190217LZT

（三）细 菌 定 植

主要包括实验室检验中细菌定植组学辅助检验相关的数据元。

序号	一级类别名称	一级类别名称序号	二级类别名称	二级类别名称序号	数据元序号	中文名称	英文名称	定义	变量类型	值域	单位	数据等级	来源	版本号
1857	实验室检验	1	定植组学辅助检验	1.1	1857	粪便有效序列读取数	effective sequence reads of fecal	通过测序平台对粪便样本扩增样品进行可逆终止链合成测序,测序所得原始数据后,滤过低质量的读数后得到的高质量读数	数值	>0	条	补充	LI N，QIU R，YANG Z，et al. Sputum microbiota in severe asthma patients：Relationship to eosinophilic inflammation. Respir Med，2017, 131：192-198.	A20170825NJL
1858	实验室检验	1	定植组学辅助检验	1.1	1858	粪便操作分类单元（OTU）总数	total amount of fecal operational taxonomic units	通过一定的距离度量方法获得不同序列两两间的距离度量,将具有重叠关系的读数拼接,在给定的相似度下将序列聚成操作分类单元（16S rDNA区域在0.97相似度下聚类为用于物种分类的操作分类单元）的总数	数值	>0	条	补充	LI N，QIU R，YANG Z，et al. Sputum microbiota in severe asthma patients：Relationship to eosinophilic inflammation. Respir Med，2017, 131：192-199.	A20170825NJL

序号	一级类别名称	一级类别名称序号	二级类别名称	二级类别名称序号	数据元序号	中文名称	英文名称	定义	变量类型	值域	单位	数据等级	来源	版本号
1859	实验室检验	1	定植组学辅助检验	1.1	1859	粪便OTU平均数	average of fecal operational taxonomic units	通过一定的距离度量方法获得不同序列两两间的距离度量,在给定的相似度下将序列聚成操作分类单元(16S rDNA区域在0.97相似度下聚类为用于物种分类的操作分类单元)的平均数	数值	>0	条	补充	LI N, QIU R, YANG Z, et al. Sputum microbiota in severe asthma patients: Relationship to eosinophilic inflammation. Respir Med, 2017, 131: 192–198.	A20170826NJL
1860	实验室检验	1	定植组学辅助检验	1.1	1860	诱导痰原始序列读取数	original sequence reads of induced sputum	通过测序平台对诱导痰样本扩增样品进行可逆终止链合成测序,测序所得原始数据	数值	>0	条	补充	LI N, QIU R, YANG Z, et al. Sputum microbiota in severe asthma patients: Relationship to eosinophilic inflammation. Respir Med, 2017, 131: 192–198.	A20170827NJL
1861	实验室检验	1	定植组学辅助检验	1.1	1861	诱导痰有效序列读取数	effective sequence reads of induced sputum	通过测序平台对诱导痰样本扩增样品进行可逆终止链合成测序,测序得到原始数据后,滤过低质量的读数后得到的高质量读数	数值	>0	条	补充	LI N, QIU R, YANG Z, et al. Sputum microbiota in severe asthma patients: Relationship to eosinophilic inflammation. Respir Med, 2017, 131: 192–198.	A20170828NJL

序号	一级类别名称	一级类别名称序号	二级类别名称	二级类别名称序号	数据元序号	中文名称	英文名称	定义	变量类型	值域	单位	数据等级	来源	版本号
1862	实验室检验	1	定植组学辅助检验	1.1	1862	诱导痰操作分类单元（OTU）总数	total amount of induced sputum operational taxonomic units	通过一定的距离度量方法获得不同序列两两间的距离度量,在给定的相似度下将序列聚成操作分类单元（16S rDNA 区域在 0.97 相似度下聚类为用于物种分类的操作分类单元）的总数	数值	>0	条	补充	LI N, QIU R, YANG Z, et al. Sputum microbiota in severe asthma patients: Relationship to eosinophilic inflammation. Respir Med, 2017, 131: 192–198.	A20170829NJL
1863	实验室检验	1	定植组学辅助检验	1.1	1863	诱导痰 OTU 平均数	average of induced sputum operational taxonomic units	通过一定的距离度量方法获得不同序列两两间的距离度量,在给定的相似度下将序列聚成操作分类单元（16S rDNA 区域在 0.97 相似度下聚类为用于物种分类的操作分类单元）的平均数	数值	>0	条	补充	LI N, QIU R, YANG Z, et al. Sputum microbiota in severe asthma patients: Relationship to eosinophilic inflammation. Respir Med, 2017, 131: 192–198.	A20170830NJL
1864	实验室检验	1	定植组学辅助检验	1.1	1864	唾液原始序列读取数	original sequence reads of saliva	通过测序平台对唾液样本扩增样品进行可逆终止链合成测序,测序所得原始数据	数值	>0	条	补充	LI N, QIU R, YANG Z, et al. Sputum microbiota in severe asthma patients: Relationship to eosinophilic inflammation. Respir Med, 2017, 131: 192–198.	A20170831NJL

序号	一级类别名称	一级类别名称序号	二级类别名称	二级类别名称序号	数据元序号	中文名称	英文名称	定义	变量类型	值域	单位	数据等级	来源	版本号
1865	实验室检验	1	定植组学辅助检验	1.1	1865	唾液有效序列读取数	effective sequence reads of saliva	通过测序平台对唾液样本扩增样品进行可逆终止链合成测序,测序得到原始数据后,滤过低质量的读数后得到的高质量读数	数值	>0	条	补充	LI N, QIU R, YANG Z, et al. Sputum microbiota in severe asthma patients: Relationship to eosinophilic inflammation. Respir Med, 2017, 131: 192-198.	A20170832NJL
1866	实验室检验	1	定植组学辅助检验	1.1	1866	唾液操作分类单元(OTU)总数	total amount of saliva operational taxonomic units	通过一定的距离度量方法获得不同序列两两间的距离度量,在给定的相似度下将序列聚成操作分类单元(16S rDNA 区域在 0.97 相似度下聚类为用于物种分类的操作分类单元)的总数	数值	>0	条	补充	LI N, QIU R, YANG Z, et al. Sputum microbiota in severe asthma patients: Relationship to eosinophilic inflammation. Respir Med, 2017, 131: 192-198.	A20170833NJL
1867	实验室检验	1	定植组学辅助检验	1.1	1867	唾液 OTU 平均数	average of saliva operational taxonomic units	通过一定的距离度量方法获得不同序列两两间的距离度量,在给定的相似度下将序列聚成操作分类单元(16S rDNA 区域在 0.97 相似度下聚类为用于物种分类的操作分类单元)的平均数	数值	>0	条	补充	LI N, QIU R, YANG Z, et al. Sputum microbiota in severe asthma patients: Relationship to eosinophilic inflammation. Respir Med, 2017, 131: 192-198.	A20170834NJL

序号	一级类别名称	一级类别名称序号	二级类别名称	二级类别名称序号	数据元序号	中文名称	英文名称	定义	变量类型	值域	单位	数据等级	来源	版本号
1868	实验室检验	1	定植组学辅助检验	1.1	1868	粪便变形菌门相对丰度	relative abundance of fecal Proteobacteria	粪便中变形菌门的相对表达量（即物种OTU数值通过Mothur软件聚合所得后,进一步与数据库进行比对,然后对OTU进行物种注释,最后得出物种丰度数据）	数值	>0	/	补充	LI N, QIU R, YANG Z, et al. Sputum microbiota in severe asthma patients: Relationship to eosinophilic inflammation. Respir Med, 2017, 131: 192–198.	A20170835NJL
1869	实验室检验	1	定植组学辅助检验	1.1	1869	粪便拟杆菌门相对丰度	relative abundance of fecal Bacteroidetes	粪便中拟杆菌门的相对表达量（即物种OTU数值通过Mothur软件聚合所得后,进一步与数据库进行比对,然后对OTU进行物种注释,最后得出物种丰度数据）	数值	>0	/	补充	LI N, QIU R, YANG Z, et al. Sputum microbiota in severe asthma patients: Relationship to eosinophilic inflammation. Respir Med, 2017, 131: 192–198.	A20170836NJL
1870	实验室检验	1	定植组学辅助检验	1.1	1870	粪便厚壁菌门相对丰度	relative abundance of fecal Firmicutes	粪便中厚壁菌门的相对表达量（即物种OTU数值通过Mothur软件聚合所得后,进一步与数据库进行比对,然后对OTU进行物种注释,最后得出物种丰度数据）	数值	>0	/	补充	LI N, QIU R, YANG Z, et al. Sputum microbiota in severe asthma patients: Relationship to eosinophilic inflammation. Respir Med, 2017, 131: 192–198.	A20170837NJL

序号	一级类别名称	一级类别名称序号	二级类别名称	二级类别名称序号	数据元序号	中文名称	英文名称	定义	变量类型	值域	单位	数据等级	来源	版本号
1871	实验室检验	1	定植组学辅助检验	1.1	1871	粪便梭杆菌门相对丰度	relative abundance of fecal Fusobacteria	粪便中梭状菌门的相对表达量（即物种 OTU 数值通过 Mothur 软件聚合所得后,进一步与数据库进行比对,然后对 OTU 进行物种注释,最后得出物种丰度数据）	数值	>0	/	补充	LI N, QIU R, YANG Z, et al. Sputum microbiota in severe asthma patients: Relationship to eosinophilic inflammation. Respir Med, 2017, 131: 192–198.	A20170838NJL
1872	实验室检验	1	定植组学辅助检验	1.1	1872	粪便放线菌门相对丰度	relative abundance of fecal Actinobacteria	粪便中放线菌门的相对表达量（即物种 OTU 数值通过 Mothur 软件聚合所得后,进一步与数据库进行比对,然后对 OTU 进行物种注释,最后得出物种丰度数据）	数值	>0	/	补充	LI N, QIU R, YANG Z, et al. Sputum microbiota in severe asthma patients: Relationship to eosinophilic inflammation. Respir Med, 2017, 131: 192–198.	A20170839NJL
1873	实验室检验	1	定植组学辅助检验	1.1	1873	诱导痰变形菌门相对丰度	relative abundance of induced sputum Proteobacteria	诱导痰中变形菌门的相对表达量（即物种 OTU 数值通过 Mothur 软件聚合所得后,进一步与数据库进行比对,然后对 OTU 进行物种注释,最后得出物种丰度数据）	数值	>0	/	补充	LI N, QIU R, YANG Z, et al. Sputum microbiota in severe asthma patients: Relationship to eosinophilic inflammation. Respir Med, 2017, 131: 192–198.	A20170840NJL

序号	一级类别名称	一级类别名称序号	二级类别名称	二级类别名称序号	数据元序号	中文名称	英文名称	定义	变量类型	值域	单位	数据等级	来源	版本号
1874	实验室检验	1	定植组学辅助检验	1.1	1874	诱导痰拟杆菌门相对丰度	relative abundance of induced sputum Bacteroidetes	诱导痰中拟杆菌门的相对表达量(即物种OTU数值通过Mothur软件聚合所得后,进一步与数据库进行比对,然后对OTU进行物种注释,最后得出物种丰度数据)	数值	>0	/	补充	LI N, QIU R, YANG Z, et al. Sputum microbiota in severe asthma patients: Relationship to eosinophilic inflammation. Respir Med, 2017, 131: 192–198.	A20170841NJL
1875	实验室检验	1	定植组学辅助检验	1.1	1875	诱导痰厚壁菌门相对丰度	relative abundance of induced sputum Firmicutes	诱导痰中厚壁菌门的相对表达量(即物种OTU数值通过Mothur软件聚合所得后,进一步与数据库进行比对,然后对OTU进行物种注释,最后得出物种丰度数据)	数值	>0	/	补充	LI N, QIU R, YANG Z, et al. Sputum microbiota in severe asthma patients: Relationship to eosinophilic inflammation. Respir Med, 2017, 131: 192–198.	A20170842NJL
1876	实验室检验	1	定植组学辅助检验	1.1	1876	诱导痰梭杆菌门相对丰度	relative abundance of induced sputum Fusobacteria	诱导痰中梭状菌门的相对表达量(即物种OTU数值通过Mothur软件聚合所得后,进一步与数据库进行比对,然后对OTU进行物种注释,最后得出物种丰度数据)	数值	>0	/	补充	LI N, QIU R, YANG Z, et al. Sputum microbiota in severe asthma patients: Relationship to eosinophilic inflammation. Respir Med, 2017, 131: 192–198.	A20170843NJL

序号	一级类别名称	一级类别名称序号	二级类别名称	二级类别名称序号	数据元序号	中文名称	英文名称	定义	变量类型	值域	单位	数据等级	来源	版本号
1877	实验室检验	1	定植组学辅助检验	1.1	1877	诱导痰放线菌门相对丰度	relative abundance of induced sputum Actinobacteria	诱导痰中放线菌门的相对表达量(即物种OTU数值通过Mothur软件聚合所得后,进一步与数据库进行比对,然后对OTU进行物种注释,最后得出物种丰度数据)	数值	>0	/	补充	LI N, QIU R, YANG Z, et al. Sputum microbiota in severe asthma patients: Relationship to eosinophilic inflammation. Respir Med, 2017, 131: 192-198.	A20170844NJL
1878	实验室检验	1	定植组学辅助检验	1.1	1878	唾液变形菌门相对丰度	relative abundance of saliva Proteobacteria	唾液中变形菌门的相对表达量(即物种OTU数值通过Mothur软件聚合所得后,进一步与数据库进行比对,然后对OTU进行物种注释,最后得出物种丰度数据)	数值	>0	/	补充	LI N, QIU R, YANG Z, et al. Sputum microbiota in severe asthma patients: Relationship to eosinophilic inflammation. Respir Med, 2017, 131: 192-198.	A20170845NJL
1879	实验室检验	1	定植组学辅助检验	1.1	1879	唾液拟杆菌门相对丰度	relative abundance of saliva Bacteroidetes	唾液中拟杆菌门的相对表达量(即物种OTU数值通过Mothur软件聚合所得后,进一步与数据库进行比对,然后对OTU进行物种注释,最后得出物种丰度数据)	数值	>0	/	补充	LI N, QIU R, YANG Z, et al. Sputum microbiota in severe asthma patients: Relationship to eosinophilic inflammation. Respir Med, 2017, 131: 192-198.	A20170846NJL

序号	一级类别名称	一级类别名称序号	二级类别名称	二级类别名称序号	数据元序号	中文名称	英文名称	定义	变量类型	值域	单位	数据等级	来源	版本号
1880	实验室检验	1	定植组学辅助检验	1.1	1880	唾液厚壁菌门相对丰度	relative abundance of saliva Firmicutes	唾液中厚壁菌门的相对表达量（即物种OTU数值通过Mothur软件聚合所得后，进一步与数据库进行比对，然后对OTU进行物种注释，最后得出物种丰度数据）	数值	>0	/	补充	LI N，QIU R，YANG Z，et al. Sputum microbiota in severe asthma patients：Relationship to eosinophilic inflammation. Respir Med，2017，131：192–198.	A20170847NJL
1881	实验室检验	1	定植组学辅助检验	1.1	1881	唾液梭杆菌门相对丰度	relative abundance of saliva Fusobacteria	唾液中梭状菌门的相对表达量（即物种OTU数值通过Mothur软件聚合所得后，进一步与数据库进行比对，然后对OTU进行物种注释，最后得出物种丰度数据）	数值	>0	/	补充	LI N，QIU R，YANG Z，et al. Sputum microbiota in severe asthma patients：Relationship to eosinophilic inflammation. Respir Med，2017，131：192–198.	A20170848NJL
1882	实验室检验	1	定植组学辅助检验	1.1	1882	唾液放线菌门相对丰度	relative abundance of saliva Actinobacteria	唾液中放线菌门的相对表达量（即物种OTU数值通过Mothur软件聚合所得后，进一步与数据库进行比对，然后对OTU进行物种注释，最后得出物种丰度数据）	数值	>0	/	补充	LI N，QIU R，YANG Z，et al. Sputum microbiota in severe asthma patients：Relationship to eosinophilic inflammation. Respir Med，2017，131：192–198.	A20170849NJL

序号	一级类别名称	一级类别名称序号	二级类别名称	二级类别名称序号	数据元序号	中文名称	英文名称	定义	变量类型	值域	单位	数据等级	来源	版本号
1883	实验室检验	1	定植组学辅助检验	1.1	1883	诱导痰普雷沃菌科相对丰度	relative abundance of induced sputum Prevotellaceae	诱导痰中普雷沃菌科的相对表达量（即物种OTU数值通过Mothur软件聚合所得后,进一步与数据库进行比对,然后对OTU进行物种注释,最后得出物种丰度数据）	数值	>0	/	补充	LI N, QIU R, YANG Z, et al. Sputum microbiota in severe asthma patients: Relationship to eosinophilic inflammation. Respir Med, 2017, 131: 192–198.	A20170850NJL
1884	实验室检验	1	定植组学辅助检验	1.1	1884	诱导痰瘤胃菌科相对丰度	relative abundance of induced sputum Ruminococcaceae	诱导痰中瘤胃菌科的相对表达量（即物种OTU数值通过Mothur软件聚合所得后,进一步与数据库进行比对,然后对OTU进行物种注释,最后得出物种丰度数据）	数值	>0	/	补充	LI N, QIU R, YANG Z, et al. Sputum microbiota in severe asthma patients: Relationship to eosinophilic inflammation. Respir Med, 2017, 131: 192–198.	A20170851NJL
1885	实验室检验	1	定植组学辅助检验	1.1	1885	诱导痰韦荣球菌科相对丰度	relative abundance of induced sputum Veillonellaceae	诱导痰中韦荣球菌科的相对表达量（即物种OTU数值通过Mothur软件聚合所得后,进一步与数据库进行比对,然后对OTU进行物种注释,最后得出物种丰度数据）	数值	>0	/	补充	LI N, QIU R, YANG Z, et al. Sputum microbiota in severe asthma patients: Relationship to eosinophilic inflammation. Respir Med, 2017, 131: 192–198.	A20170852NJL

序号	一级类别名称	一级类别名称序号	二级类别名称	二级类别名称序号	数据元序号	中文名称	英文名称	定义	变量类型	值域	单位	数据等级	来源	版本号
1886	实验室检验	1	定植组学辅助检验	1.1	1886	诱导痰梭杆菌科相对丰度	relative abundance of induced sputum Fusobacteriaceae	诱导痰中梭杆菌科的相对表达量(即物种 OTU 数值通过 Mothur 软件聚合所得后,进一步与数据库进行比对,然后对 OTU 进行物种注释,最后得出物种丰度数据)	数值	>0	/	补充	LI N, QIU R, YANG Z, et al. Sputum microbiota in severe asthma patients: Relationship to eosinophilic inflammation. Respir Med, 2017, 131: 192–198.	A20170853NJL
1887	实验室检验	1	定植组学辅助检验	1.1	1887	诱导痰莫拉菌科相对丰度	relative abundance of induced sputum Moraxellaceae	诱导痰中莫拉菌科的相对表达量(即物种 OTU 数值通过 Mothur 软件聚合所得后,进一步与数据库进行比对,然后对 OTU 进行物种注释,最后得出物种丰度数据)	数值	>0	/	补充	LI N, QIU R, YANG Z, et al. Sputum microbiota in severe asthma patients: Relationship to eosinophilic inflammation. Respir Med, 2017, 131: 192–198.	A20170854NJL
1888	实验室检验	1	定植组学辅助检验	1.1	1888	诱导痰巴斯德菌科相对丰度	relative abundance of induced sputum Pasteuriaceae	诱导痰中巴斯德菌科的相对表达量(即物种 OTU 数值通过 Mothur 软件聚合所得后,进一步与数据库进行比对,然后对 OTU 进行物种注释,最后得出物种丰度数据)	数值	>0	/	补充	LI N, QIU R, YANG Z, et al. Sputum microbiota in severe asthma patients: Relationship to eosinophilic inflammation. Respir Med, 2017, 131: 192–198.	A20170855NJL

序号	一级类别名称	一级类别名称序号	二级类别名称	二级类别名称序号	数据元序号	中文名称	英文名称	定义	变量类型	值域	单位	数据等级	来源	版本号
1889	实验室检验	1	定植组学辅助检验	1.1	1889	唾液普雷沃菌科相对丰度	relative abundance of saliva Prevotellaceae	唾液中普雷沃菌科的相对表达量（即物种OTU数值通过Mothur软件聚合所得后，进一步与数据库进行比对，然后对OTU进行物种注释，最后得出物种丰度数据）	数值	>0	/	补充	LI N，QIU R，YANG Z，et al. Sputum microbiota in severe asthma patients：Relationship to eosinophilic inflammation. Respir Med，2017，131：192–198.	A20170856NJL
1890	实验室检验	1	定植组学辅助检验	1.1	1890	唾液瘤胃菌科相对丰度	relative abundance of saliva Ruminococcaceae	唾液中瘤胃菌科的相对表达量（即物种OTU数值通过Mothur软件聚合所得后，进一步与数据库进行比对，然后对OTU进行物种注释，最后得出物种丰度数据）	数值	>0	/	补充	LI N，QIU R，YANG Z，et al. Sputum microbiota in severe asthma patients：Relationship to eosinophilic inflammation. Respir Med，2017，131：192–198.	A20170857NJL
1891	实验室检验	1	定植组学辅助检验	1.1	1891	唾液韦荣球菌科相对丰度	relative abundance of saliva Veillonellaceae	唾液中韦荣球菌科的相对表达量（即物种OTU数值通过Mothur软件聚合所得后，进一步与数据库进行比对，然后对OTU进行物种注释，最后得出物种丰度数据）	数值	>0	/	补充	LI N，QIU R，YANG Z，et al. Sputum microbiota in severe asthma patients：Relationship to eosinophilic inflammation. Respir Med，2017，131：192–198.	A20170858NJL

序号	一级类别名称	一级类别名称序号	二级类别名称	二级类别名称序号	数据元序号	中文名称	英文名称	定义	变量类型	值域	单位	数据等级	来源	版本号
1892	实验室检验	1	定植组学辅助检验	1.1	1892	唾液梭杆菌科相对丰度	relative abundance of saliva Fusobacteriaceae	唾液中梭杆菌科的相对表达量（即物种OTU数值通过Mothur软件聚合所得后，进一步与数据库进行比对，然后对OTU进行物种注释，最后得出物种丰度数据）	数值	>0	/	补充	LI N，QIU R，YANG Z，et al. Sputum microbiota in severe asthma patients：Relationship to eosinophilic inflammation. Respir Med，2017，131：192−198.	A20170859NJL
1893	实验室检验	1	定植组学辅助检验	1.1	1893	唾液莫拉菌科相对丰度	relative abundance of saliva Moraxellaceae	唾液中莫拉菌科的相对表达量（即物种OTU数值通过Mothur软件聚合所得后，进一步与数据库进行比对，然后对OTU进行物种注释，最后得出物种丰度数据）	数值	>0	/	补充	LI N，QIU R，YANG Z，et al. Sputum microbiota in severe asthma patients：Relationship to eosinophilic inflammation. Respir Med，2017，131：192−198.	A20170860NJL
1894	实验室检验	1	定植组学辅助检验	1.1	1894	唾液巴斯德菌科相对丰度	relative abundance of saliva Pasteuriaceae	唾液中巴斯德菌科的相对表达量（即物种OTU数值通过Mothur软件聚合所得后，进一步与数据库进行比对，然后对OTU进行物种注释，最后得出物种丰度数据）	数值	>0	/	补充	LI N，QIU R，YANG Z，et al. Sputum microbiota in severe asthma patients：Relationship to eosinophilic inflammation. Respir Med，2017，131：192−198.	A20170861NJL

序号	一级类别名称	一级类别名称序号	二级类别名称	二级类别名称序号	数据元序号	中文名称	英文名称	定义	变量类型	值域	单位	数据等级	来源	版本号
1895	实验室检验	1	定植组学辅助检验	1.1	1895	粪便普雷沃菌科相对丰度	relative abundance of fecal Prevotellaceae	粪便中普雷沃菌科的相对表达量(即物种OTU数值通过Mothur软件聚合所得后,进一步与数据库进行比对,然后对OTU进行物种注释,最后得出物种丰度数据)	数值	>0	/	补充	LI N, QIU R, YANG Z, et al. Sputum microbiota in severe asthma patients: Relationship to eosinophilic inflammation. Respir Med, 2017, 131: 192-198.	A20170862NJL
1896	实验室检验	1	定植组学辅助检验	1.1	1896	粪便瘤胃菌科相对丰度	relative abundance of fecal Ruminococcaceae	粪便中瘤胃菌科的相对表达量(即物种OTU数值通过Mothur软件聚合所得后,进一步与数据库进行比对,然后对OTU进行物种注释,最后得出物种丰度数据)	数值	>0	/	补充	LI N, QIU R, YANG Z, et al. Sputum microbiota in severe asthma patients: Relationship to eosinophilic inflammation. Respir Med, 2017, 131: 192-198.	A20170863NJL
1897	实验室检验	1	定植组学辅助检验	1.1	1897	粪便韦荣球菌科相对丰度	relative abundance of fecal Veillonellaceae	粪便中韦荣球菌科的相对表达量(即物种OTU数值通过Mothur软件聚合所得后,进一步与数据库进行比对,然后对OTU进行物种注释,最后得出物种丰度数据)	数值	>0	/	补充	LI N, QIU R, YANG Z, et al. Sputum microbiota in severe asthma patients: Relationship to eosinophilic inflammation. Respir Med, 2017, 131: 192-198.	A20170864NJL

序号	一级类别名称	一级类别名称序号	二级类别名称	二级类别名称序号	数据元序号	中文名称	英文名称	定义	变量类型	值域	单位	数据等级	来源	版本号
1898	实验室检验	1	定植组学辅助检验	1.1	1898	粪便梭杆菌科相对丰度	relative abundance of fecal Fusobacteriaceae	粪便中梭杆菌科的相对表达量(即物种OTU数值通过Mothur软件聚合所得后,进一步与数据库进行比对,然后对OTU进行物种注释,最后得出物种丰度数据)	数值	>0	/	补充	LI N, QIU R, YANG Z, et al. Sputum microbiota in severe asthma patients: Relationship to eosinophilic inflammation. Respir Med, 2017, 131: 192-198.	A20170865NJL
1899	实验室检验	1	定植组学辅助检验	1.1	1899	粪便毛螺菌科相对丰度	relative abundance of fecal Lachnospiraceae	粪便中毛螺菌科的相对表达量(即物种OTU数值通过Mothur软件聚合所得后,进一步与数据库进行比对,然后对OTU进行物种注释,最后得出物种丰度数据)	数值	>0	/	补充	LI N, QIU R, YANG Z, et al. Sputum microbiota in severe asthma patients: Relationship to eosinophilic inflammation. Respir Med, 2017, 131: 192-198.	A20170866NJL
1900	实验室检验	1	定植组学辅助检验	1.1	1900	粪便拟杆菌科相对丰度	relative abundance of fecal Bacteroidaceae	粪便中拟杆菌科的相对表达量(即物种OTU数值通过Mothur软件聚合所得后,进一步与数据库进行比对,然后对OTU进行物种注释,最后得出物种丰度数据)	数值	>0	/	补充	LI N, QIU R, YANG Z, et al. Sputum microbiota in severe asthma patients: Relationship to eosinophilic inflammation. Respir Med, 2017, 131: 192-198.	A20170867NJL

序号	一级类别名称	一级类别名称序号	二级类别名称	二级类别名称序号	数据元序号	中文名称	英文名称	定义	变量类型	值域	单位	数据等级	来源	版本号
1901	实验室检验	1	定植组学辅助检验	1.1	1901	粪便氨基酸球菌科相对丰度	relative abundance of fecal Acidaminococcaceae	粪便中氨基酸球菌科的相对表达量（即物种 OTU 数值通过 Mothur 软件聚合所得后，进一步与数据库进行比对，然后对 OTU 进行物种注释，最后得出物种丰度数据）	数值	>0	/	补充	LI N, QIU R, YANG Z, et al. Sputum microbiota in severe asthma patients: Relationship to eosinophilic inflammation. Respir Med, 2017, 131: 192–198.	A20170868NJL
1902	实验室检验	1	定植组学辅助检验	1.1	1902	粪便样本 Chao1 指数	Chao1 index of fecal sample	是用 Chao1 算法估计群落中含 OTU 数目的指数，Chao1 在生态学中常用来估计物种总数，由 Chao（1984）最早提出，为计算粪便样本菌群丰富度的指数之一	数值	>0	/	补充	LI N, QIU R, YANG Z, et al. Sputum microbiota in severe asthma patients: Relationship to eosinophilic inflammation. Respir Med, 2017, 131: 192–198.	A20170869NJL
1903	实验室检验	1	定植组学辅助检验	1.1	1903	粪便样本 ACE 指数	ACE index of fecal sample	用来估计群落中含有 OTU 数目的指数，由 Chao 提出，是生态学中估计物种总数的常用指数之一，与 Chao1 的算法不同，为计算粪便样本菌群丰富度的指数之一	数值	>0	/	补充	LI N, QIU R, YANG Z, et al. Sputum microbiota in severe asthma patients: Relationship to eosinophilic inflammation. Respir Med, 2017, 131: 192–198.	A20170870NJL

序号	一级类别名称	一级类别名称序号	二级类别名称	二级类别名称序号	数据元序号	中文名称	英文名称	定义	变量类型	值域	单位	数据等级	来源	版本号
1904	实验室检验	1	定植组学辅助检验	1.1	1904	粪便样本的辛普森指数	Simpson index of fecal sample	用来估算样品中微生物的多样性指数之一，由 Edward Hugh Simpson（1949）提出，在生态学中常用来定量描述一个区域的生物多样性	数值	>0	/	补充	LI N，QIU R，YANG Z，et al. Sputum microbiota in severe asthma patients：Relationship to eosinophilic inflammation. Respir Med，2017，131：192-198.	A20170871NJL
1905	实验室检验	1	定植组学辅助检验	1.1	1905	粪便样本的香农指数	Shannon index of fecal sample	用来估算样品中微生物的多样性指数之一。它与辛普森（Simpson）多样性指数均为常用的反映 alpha 多样性的指数	数值	>0	/	补充	LI N，QIU R，YANG Z，et al. Sputum microbiota in severe asthma patients：Relationship to eosinophilic inflammation. Respir Med，2017，131：192-198.	A20170872NJL
1906	实验室检验	1	定植组学辅助检验	1.1	1906	粪便样本的observed species 指数	observed species index of fecal sample	指实际观测到的微生物 OTU 数量，数值越大代表实际测得的微生物 OTU 数量越大	数值	>0	/	补充	LI N，QIU R，YANG Z，et al. Sputum microbiota in severe asthma patients：Relationship to eosinophilic inflammation. Respir Med，2017，131：192-198.	A20170873NJL

序号	一级类别名称	一级类别名称序号	二级类别名称	二级类别名称序号	数据元序号	中文名称	英文名称	定义	变量类型	值域	单位	数据等级	来源	版本号
1907	实验室检验	1	定植组学辅助检验	1.1	1907	诱导痰样本Chao1指数	Chao1 index of induced sputum sample	是用Chao1算法估计群落中含OTU数目的指数,Chao1在生态学中常用来估计物种总数,由Chao(1984)最早提出,是计算诱导痰菌群丰富度的指数之一	数值	>0	/	补充	LI N, QIU R, YANG Z, et al. Sputum microbiota in severe asthma patients: Relationship to eosinophilic inflammation. Respir Med, 2017, 131: 192-198.	A20170874NJL
1908	实验室检验	1	定植组学辅助检验	1.1	1908	诱导痰样本ACE指数	ACE index of induced sputum sample	用来估计群落中含有OTU数目的指数,由Chao提出,是生态学中估计物种总数的常用指数之一,与Chao1的算法不同,是计算诱导痰种群丰富度的指数之一	数值	>0	/	补充	LI N, QIU R, YANG Z, et al. Sputum microbiota in severe asthma patients: Relationship to eosinophilic inflammation. Respir Med, 2017, 131: 192-198.	A20170875NJL
1909	实验室检验	1	定植组学辅助检验	1.1	1909	诱导痰样本的辛普森指数	Simpson index of induced sputum sample	用来估算样品中微生物的多样性指数之一,由Edward Hugh Simpson(1949)提出,在生态学中常用来定量描述一个区域的生物多样性	数值	>0	/	补充	LI N, QIU R, YANG Z, et al. Sputum microbiota in severe asthma patients: Relationship to eosinophilic inflammation. Respir Med, 2017, 131: 192-198.	A20170876NJL

序号	一级类别名称	一级类别名称序号	二级类别名称	二级类别名称序号	数据元序号	中文名称	英文名称	定义	变量类型	值域	单位	数据等级	来源	版本号
1910	实验室检验	1	定植组学辅助检验	1.1	1910	诱导痰样本的香农指数	Shannon index of induced sputum sample	用来估算样品中微生物的多样性指数之一。它与辛普森（Simpson）多样性指数均为常用的反映 alpha 多样性的指数	数值	>0	/	补充	LI N，QIU R，YANG Z，et al. Sputum microbiota in severe asthma patients：Relationship to eosinophilic inflammation. Respir Med，2017, 131：192–198.	A20170877NJL
1911	实验室检验	1	定植组学辅助检验	1.1	1911	诱导痰样本的 observed species 指数	observed species index of induced sputum sample	指实际观测到的微生物 OTU 数量，数值越大代表实际测得的微生物 OTU 数量越大，表示诱导痰样本中含有的物种数目	数值	>0	/	补充	LI N，QIU R，YANG Z，et al. Sputum microbiota in severe asthma patients：Relationship to eosinophilic inflammation. Respir Med，2017, 131：192–198.	A20170878NJL
1912	实验室检验	1	定植组学辅助检验	1.1	1912	唾液样本 Chao1 指数	Chao1 index of saliva sample	是用 Chao1 算法估计群落中含 OTU 数目的指数，Chao1 在生态学中常用来估计物种总数，由 Chao（1984）最早提出，是计算唾液样本菌群丰富度的指数之一	数值	>0	/	补充	LI N，QIU R，YANG Z，et al. Sputum microbiota in severe asthma patients：Relationship to eosinophilic inflammation. Respir Med，2017, 131：192–198.	A20170879NJL

序号	一级类别名称	一级类别名称序号	二级类别名称	二级类别名称序号	数据元序号	中文名称	英文名称	定义	变量类型	值域	单位	数据等级	来源	版本号
1913	实验室检验	1	定植组学辅助检验	1.1	1913	唾液样本ACE指数	ACE index of saliva sample	用来估计群落中含有OTU数目的指数,由Chao提出,是生态学中估计物种总数的常用指数之一,与Chao1的算法不同,是计算唾液样本菌群丰富度的指数之一	数值	>0	/	补充	LI N, QIU R, YANG Z, et al. Sputum microbiota in severe asthma patients: Relationship to eosinophilic inflammation. Respir Med, 2017, 131: 192–198.	A20170880NJL
1914	实验室检验	1	定植组学辅助检验	1.1	1914	唾液样本的辛普森指数	Simpson index of saliva sample	用来估算样品中微生物的多样性指数之一,由Edward Hugh Simpson(1949)提出,在生态学中常用来定量描述一个区域的生物多样性	数值	>0	/	补充	LI N, QIU R, YANG Z, et al. Sputum microbiota in severe asthma patients: Relationship to eosinophilic inflammation. Respir Med, 2017, 131: 192–198.	A20170881NJL
1915	实验室检验	1	定植组学辅助检验	1.1	1915	唾液样本的香农指数	Shannon index of saliva sample	用来估算样品中微生物的多样性指数之一。它与辛普森(Simpson)多样性指数均为常用的反映alpha多样性的指数	数值	>0	/	补充	LI N, QIU R, YANG Z, et al. Sputum microbiota in severe asthma patients: Relationship to eosinophilic inflammation. Respir Med, 2017, 131: 192–198.	A20170882NJL

序号	一级类别名称	一级类别名称序号	二级类别名称	二级类别名称序号	数据元序号	中文名称	英文名称	定义	变量类型	值域	单位	数据等级	来源	版本号
1916	实验室检验	1	定植组学辅助检验	1.1	1916	唾液样本的 observed species 指数	observed species index of saliva sample	指实际观测到的微生物 OTU 数量,数值越大代表实际测得的微生物 OTU 数量越大	数值	>0	/	补充	LI N, QIU R, YANG Z, et al. Sputum microbiota in severe asthma patients: Relationship to eosinophilic inflammation. Respir Med, 2017, 131: 192–198.	A20170883NJL

注: observed species 指数表示该样品中含有的物种数目。

八、参 考 文 献

［1］郑劲平，简文华．慢性阻塞性肺疾病标准数据集［M］．北京：人民卫生出版社，2019．

［2］中华医学会呼吸病学分会哮喘学组．支气管哮喘防治指南（2016年版）［J］．中华结核和呼吸杂志，2016，39（9）：675-697．

［3］中华医学会呼吸病学分会哮喘学组，中国哮喘联盟．重症哮喘诊断与处理中国专家共识［J］．中华结核和呼吸杂志，2017，40（11）：813-829．

［4］钟南山，刘又宁．呼吸病学［M］．2版．北京：人民卫生出版社，2012．

［5］孙虹，张罗．耳鼻咽喉头颈外科学［M］．9版．北京：人民卫生出版社，2018．

［6］张学军，郑捷．皮肤性病学［M］．9版．北京：人民卫生出版社，2013．

［7］HEINZERLING L，MARI A，BERGMANN K C，et al．The skin prick test – European standards［J］．Clin Transl Allergy，2013，3（1）：3．

［8］KERAGALA B S D P，HERATH H M M T B，KERAGALA T S，et al．A seven-year retrospective analysis of patch test data in a cohort of patients with contact dermatitis in Sri Lanka［J］．BMC Dermatol，2019，19（1）：10．

［9］Global Initiative for Asthma．Global Strategy for Asthma Management and Prevention，2019［EB/OL］．（2019-03-05）［2020-07-08］．https：//ginasthma．org．

［10］葛均波，徐永健，王辰．内科学［M］．9版．北京：人民卫生出版社，2018．

［11］中华医学会呼吸病学分会肺栓塞与肺血管病学组，中国医师协会呼吸医师分会肺栓塞与肺血管病工作委员会，全国肺栓塞与肺血管病防治协作组．肺血栓栓塞症诊治与预防指南［J］．中华医学杂志，2018，98（14）：1060-1087．

［12］中华人民共和国国家卫生和计划生育委员会．电子病历共享文档规范　第1部分：病历概要：WS/T 500.1—2016［EB/OL］．（2016-09-29）［2020-07-08］．http：//www.nhc.gov.cn/ewebeditor/uploadfile/2016/09/20160929145317744.pdf．

［13］中华医学会心血管病学分会肺血管病学组，中华心血管病杂志编辑委员会．中国肺高血压诊断和治疗指南2018［J］．中华心血管病杂志，2018，46（12）：933-964．

［14］白人驹，张雪林．医学影像诊断学［M］．8版．北京：人民卫生出版社，2010．

［15］曹雪涛，姚智，熊思东，等．医学免疫学［M］．7版．北京：人民卫生出版社，2018．

［16］中华人民共和国国家卫生和计划生育委员会．妇女保健基本数据集　第4部分：孕产期保健服务与高危管理：WS 377.4—2013［EB/OL］．（2014-10-10）［2020-07-08］．http：//www.nhc.gov.cn/ewebeditor/uploadfile/2014/10/20141010172037298.pdf．

［17］徐凯峰，朱元珏．淋巴管肌瘤病诊断和治疗进展［J］．中华

结核和呼吸杂志，2008，31（9）：690-691.

［18］中华医学会呼吸病学分会间质性肺疾病学组，淋巴管肌瘤病共识专家组，中国医学科学院罕见病研究中心，等．西罗莫司治疗淋巴管肌瘤病专家共识（2018）［J］．中华结核和呼吸杂志，2019，42（2）：92-97.

［19］中华医学会呼吸病学分会．中国成人社区获得性肺炎诊断和治疗指南（2016年版）［J］．中华结核和呼吸杂志，2016，39（4）：253-279.

［20］中华人民共和国国家卫生健康委员会．新型冠状病毒肺炎诊疗方案（试行第八版）［EB/OL］．（2020-08-19）［2021-03-05］．http://www.nhc.gov.cn/xcs/zhengcwj/202008/0a7bdf12bd4b46e5bd28ca7f9a7f5e5a/files/a449a3e2e2c94d9a856d5faea2ff0f94.pdf

［21］尚红，王兰兰．实验诊断学［M］．3版．北京：人民卫生出版社，2015.

［22］中华人民共和国国家卫生健康委员会．关于印发新型冠状病毒感染相关ICD代码的通知（国卫医函〔2020〕58号）［EB/OL］．（2020-02-14）［2020-07-08］．http://www.nhc.gov.cn/xcs/zhengcwj/202002/dcf3333b740f4fabad5f9f908d1fc5b4.shtml.

［23］刘成玉，罗春丽．临床检验基础［M］．5版．北京：人民卫生出版社，2012.

［24］杨宝峰，陈建国．药理学［M］．9版．北京：人民卫生出版社，2018.

［25］中华医学会呼吸病学分会．医院获得性肺炎诊断和治疗指南（草案）［J］．中华结核和呼吸杂志，1999，22（4）：201-203.

［26］尹青琴，申阿东．Xpert MTB/RIF试验在结核病诊断中的研究现状［J］．中华结核和呼吸杂志，2012，35（5）：363-365.

［27］刘红，黄永杰，王静，等．结核感染T细胞斑点试验在疑似结核病患者诊断中的价值研究［J］．中华结核和呼吸杂志，2014，37（3）：192-196.

［28］LI N, QIU R, YANG Z, LI J, et al. Sputum microbiota in severe asthma patients：Relationship to eosinophilic inflammation［J］. Respir Med, 2017, 131：192-198.

［29］中华人民共和国国家卫生和计划生育委员．电子病历基本数据集 第1部分：病例概要：WS 445.1—2014［EB/OL］．（2014-06-20）［2020-07-08］．http://www.nhc.gov.cn/ewebeditor/uploadfile/2014/06/20140620111008557.PDF.

［30］中华医学会呼吸病学分会慢性阻塞性肺疾病学组．慢性阻塞性肺疾病诊治指南（2013年修订版）［J］．中华结核和呼吸杂志，2013，36（4）：255-264.